CONSIDÉRATIONS

SUR LA SALUBRITÉ

DE L'HOTEL-DIEU ET DE L'HOSPICE DE LA CHARITÉ.

CONSIDÉRATIONS SUR LA SALUBRITÉ DE L'HOTEL-DIEU ET DE L'HOSPICE DE LA CHARITÉ DE LYON,

PAR LE Dr Bon DE POLINIÈRE,

Ancien Médecin de l'Hôtel-Dieu et de l'hospice de la Charité, membre du Conseil général d'administration des Hôpitaux, etc.

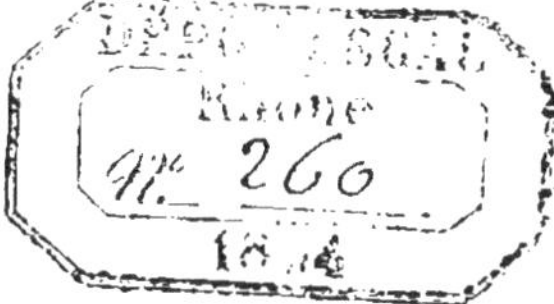

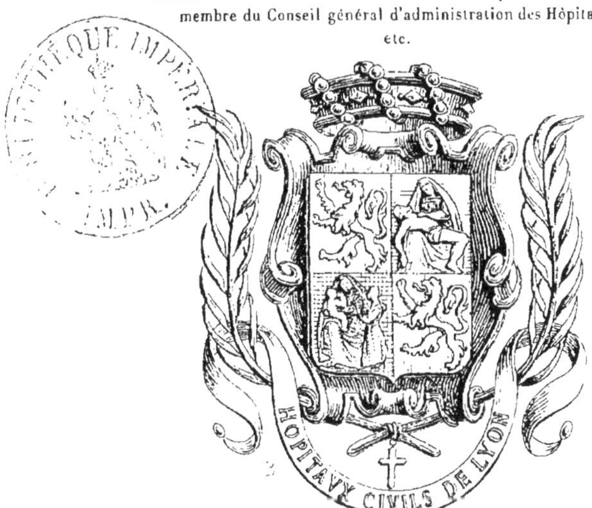

LYON.

IMPRIMERIE DE LOUIS PERRIN.

Décembre 1853.

A MONSIEUR LE PRÉSIDENT

ET A MESSIEURS LES MEMBRES

DU CONSEIL GÉNÉRAL D'ADMINISTRATION

DES

HOPITAUX ET HOSPICES CIVILS

DE LYON.

MESSIEURS ET HONORABLES COLLÈGUES,

Sous les présidences successives et si bien appréciées de MM. Terme et Delahante, ainsi que pendant la présidence actuelle, l'Hôtel-Dieu et l'hospice de la Charité ont éprouvé dans leur organisation et leurs dispositions matérielles des changements considérables.

Envisagés au point de vue de l'hygiène, ceux-ci m'ont, en raison de ma position, inspiré un intérêt particulier. En effet, médecin de l'Hôtel-Dieu, puis de l'hospice de la Charité, je me trouvais dans la vingtième année de mon exercice, lorsque les suffrages bienveillants des Membres de l'Administration m'appelèrent à faire partie de ce Conseil où je m'honore de siéger.

Témoin, dans le principe, des travaux qui s'accomplissaient sous mes yeux, j'y ai pris plus tard une part active.

Il ne pouvait pas en être autrement : successeur de mes anciens et chers collègues MM. Ferrez et Delore dans les fonctions d'Administrateur-Directeur de l'hospice de la Charité et ensuite de l'Hôtel-Dieu, je devais chercher à justifier par un dévouement absolu la confiance qu'on avait bien voulu m'accorder. Et comment d'ailleurs, en présence de ce zèle et de cette abnégation dont les Membres dn Conseil ont toujours donné les preuves les plus éclatantes, ne me serais-je pas senti entraîné à l'accomplissement de la mission qui m'était attribuée ?

Si, voulant vous imiter, Messieurs, pendant ces douze années de collaboration administrative, je n'ai pas fait tout le bien que j'aurais voulu, il me reste au moins la consolante pensée que je me suis appliqué sans relâche à servir, comme vous, la cause sacrée de l'humanité pauvre et souffrante et à lui consacrer la plénitude de mes forces.

En considérant la suite des travaux qui ont transformé, on peut le dire, l'aspect et les conditions de ces deux établissements hospitaliers, en supputant les sommes d'argent que vous y avez si libéralement affectées, je me suis demandé : Quels ont été les motifs de ces dépenses, quels en ont été les résultats?

Telle a été l'origine de ces recherches, que j'avais entreprises uniquement pour mon utilité personnelle et pour une sorte de satisfaction de conscience. Croyant qu'elles pouvaient ne vous être pas indifférentes, j'ai osé vous les présenter, en 1851 et en 1852, sous la forme de rapports que vous avez accueillis avec indulgence et dont vous avez bien voulu, en 1853, voter l'impression. Cette haute marque d'approbation m'a imposé le devoir de rendre ce travail plus digne d'être placé sous votre patronage. Je l'ai donc revu avec soin et notablement augmenté par des appréciations nouvelles et des documents puisés dans vos délibérations d'une date récente, de manière à embrasser tous les faits marquants depuis l'année 1830 jusqu'à la fin de l'année 1852. Ces faits et les observations qui s'y rattachent mettent en vive lumière ces axiomes d'hygiène :

Dans un hôpital, l'augmentation du nombre des guérisons, et par conséquent la diminution des décès, dépendent essentiellement de l'influence puissante de la salubrité ;

Celle-ci doit dominer dans toutes les parties d'un établissement hospitalier ;

L'acquérir par tous les moyens possibles est un impérieux devoir ;

Un tel bienfait n'est jamais payé trop cher.

Puissent ces vérités fécondes, et qui vous sont familières, pénétrer dans tous les esprits!

Profondément touché, Messieurs, du sympathique encouragement que vous m'avez donné, j'ai l'honneur de vous offrir cette revue de vos actes et de ceux de vos dignes prédécesseurs, comme un témoignage des sentiments respectueux avec lesquels je suis,

MONSIEUR LE PRÉSIDENT,
MESSIEURS LES ADMINISTRATEURS,

Votre très humble et très
obéissant serviteur et collègue,

Polinière.

Ce 15 décembre 1853.

HOPITAUX ET HOSPICES CIVILS DE LYON.

CONSEIL GÉNÉRAL D'ADMINISTRATION (1).

Extrait des Registres des Délibérations.

Le 19 février 1851, le Conseil a entendu la lecture d'un Rapport de M. de Polinière sur les améliorations hygiéniques les plus importantes effectuées à l'Hôtel-Dieu depuis quinze à vingt ans, et qui avaient eu pour résultats un augmentation de salubrité dans cet hôpital, et une diminution notable de la mortalité.

Dans la séance du 11 août 1852, M. de Polinière

---

(1) Bruno Faure, président; Fleurdelix, Brisson aîné, de Polinière, Fleury Durieu, Remi Charrin, Thollon, de Pommerol, Théod. Brouzet, Henri Seriziat, Pitiot-Colletta, Riboud, Félix Jacquier, César Michel, Louis Guérin, Paul Joly, Lombard de Buffières, Elisée Piégay, Hippolyte de St-Trivier, Monterrad, Fayard.

a lu un Rapport de même nature pour l'hospice de la Charité, et, ainsi qu'il l'avait fait pour l'Hôtel-Dieu, il a indiqué les améliorations dont cet établissement paraissait encore susceptible.

M. Durieu et M. le Président pensent que l'impression de ces deux Rapports serait très utile, principalement pour MM. les Administrateurs qui seront appelés à délibérer sur les perfectionnements à ajouter à ceux que l'Administration a déjà réalisés.

M. le Président propose, en conséquence, de décider que les Rapports sus-mentionnés seront imprimés au nombre de *deux cents* exemplaires, aux frais des Hospices, et que M. le Conseiller d'Etat sera prié de vouloir bien autoriser cette impression.

Le Conseil adopte cette proposition.

La présente délibération sera soumise à l'approbation de M. le Conseiller d'Etat, chargé de l'administration du département du Rhône.

(Séance du 17 août 1853.)

CONSIDÉRATIONS

SUR

LA SALUBRITÉ DE L'HOTEL-DIEU.

MESSIEURS,

Tous les édifices publics destinés à recevoir une agglomération d'hommes, doivent être soumis particulièrement à l'application des lois générales de l'hygiène. Les établissements consacrés aux malades, aux blessés et aux infirmes réclament, en outre, des précautions de salubrité toutes spéciales, qui, ailleurs, seraient considérées comme une sorte d'exagération. En fait de salubrité dans un hôpital, le superflu n'est que le strict nécessaire.

Dans les hôpitaux, l'hygiène n'est pas tout; mais elle est l'objet essentiel; elle est la condition fondamentale sans laquelle tous les moyens de secours sont frappés d'impuissance. Que la salubrité cesse de régner dans un hôpital, les médecins les plus expérimentés, les chirurgiens les plus habiles, bien que secondés par de bonnes distributions de médicaments et d'aliments, s'y épuisent en vains efforts (1).

Cet asile qui promettait le soulagement et la guérison des souffrances humaines, devient un vaste foyer d'infection, où les maladies les plus légères ne tardent pas à se compliquer d'accidents funestes. On y contracte des maladies qu'on n'avait pas, et la mort exerce ses ravages dans des proportions effrayantes. Ce tableau n'a rien de chargé: c'est celui des hôpitaux improvisés, encombrés et insalubres, tels que nous les avons vus dans nos grandes guerres et pendant les épidémies.

Au milieu de ces désastres, que la bienfaisante influence de l'hygiène apparaisse, l'art de guérir reprend sa force d'action, et la mortalité rentre dans ses limites ordinaires. C'est que les médications n'opèrent que sur des individualités et dans des circonstances données, tandis que l'hygiène agit sur les masses et à toute heure du jour et de la nuit (2).

(1) « On ne peut jamais compenser le manque d'air pur et salubre par le régime et par les remèdes. » PRINGLE, chevalier, baronnet, médecin ordinaire de la reine, etc. : *Observations sur les maladies des armées*, etc., t. I, p. 198 et 296 ; 2 vol. in-12, 1771. Traduction de la 7e édition anglaise.

(2) *Traité de la salubrité dans les grandes villes*, suivi de l'*Hygiène de Lyon ;* par les doct. MONFALCON et DE POLINIÈRE, page 145. Paris, Baillière, 1846, in-8.

Mais, sans invoquer ces circonstances extraordinaires, observons le mouvement journalier des grands hôpitaux dans leur état normal, comparons les mouvements partiels d'une salle dotée de bonnes conditions hygiéniques avec une autre salle moins favorisée. Cet examen, on peut l'affirmer d'avance, aura pour résultat des chiffres de mortalité essentiellement différents. Le mouvement de la salle salubre étant donné, on pourra déterminer *à priori* et d'une manière précise qu'elle sera la mortalité de la salle insalubre. Que dans la première, par exemple, on compte sur 1,000 malades 129 morts, ce chiffre total s'élèvera dans la seconde de 136 à 153, et même au-delà, suivant le degré des conditions contraires aux lois de l'hygiène.

Quoique nous fassions peu de cas de l'importation des calculs de l'arithmétique dans le domaine de la médecine, quoique nous considérions l'application de la méthode numérique comme antiscientifique, nous avons dû, en cette occurrence, employer le moyen des chiffres. Et en effet, lorsque pendant une longue suite d'années ces proportions se seront maintenues toujours les mêmes, bien que d'ailleurs les malades aient reçu des soins également bons, dans l'une et l'autre de ces divisions du service soit médical, soit chirurgical, ne faudra-t-il pas forcément en conclure que dans un grand hôpital, le rôle de l'hygiène domine tous les autres moyens de secours? Il me serait facile de mettre en évidence par des tableaux comparatifs de mouvement et des observations exactes ce fait capital, si digne de la plus sérieuse attention. Mais on conçoit quelle réserve impose un sujet de cette nature, et l'on n'exigera pas, sans doute, que j'en pousse plus loin la démonstration.

Le point essentiel est de rappeler ici des faits qui deviennent, pour les administrations, une source précieuse d'enseignement et une véritable règle de conduite. Ce sont là, du reste, des vérités qui n'ont pas besoin de démonstration, tant elles sont devenues vulgaires; et cependant elles ont été longtemps négligées et comme méconnues.

Sans nous reporter aux époques éloignées du moyen-âge, jetons un regard rapide sur la situation des hôpitaux telle qu'elle était dans le siècle qui a précédé le nôtre. Quel triste spectacle! Dans la plupart des grands hôpitaux, à Lyon comme ailleurs, chaque lit est occupé par plusieurs individus. Le malade y respire l'haleine de l'agonisant, le convalescent touche le corps refroidi d'un mort.

Ces couches hideuses, d'où s'exhalent des miasmes fétides et délétères, sont étroitement serrées les unes contre les autres dans des salles privées d'une quantité d'air suffisante et dépourvues de ventilation. On attache même une si médiocre importance à l'introduction de l'air, qu'on supprime encore, en les murant, toutes les fenêtres d'un côté de la salle, qui devient alors un cloaque impur. Poursuivant ce déplorable système de mutilation de l'édifice, dont le plan pouvait être primitivement judicieux, on encombre les cours de constructions malsaines, on spécule sur les terrains environnants pour y bâtir de hautes maisons; elles seront adossées aux murs de l'hôpital; il faudra boucher de nouveau plusieurs fenêtres : qu'importe? à quoi bon conserver tant d'espace? Pense-t-on que l'air confiné des cours et des salles de malades a besoin d'un renouvellement libre et continuel? Nullement!

Tout ceci paraît exagéré et difficile à croire, et pourtant c'est ce qui se faisait alors dans un très grand nombre d'établissements hospitaliers; nous en fournirons bientôt des preuves. On ne croyait point mal faire. La mortalité était grande, on n'en cherchait pas la cause.

Ces vices d'organisation, ou ces atteintes fâcheuses portées à la structure d'édifices primitivement bien conçus, étaient passés en habitude.

Cependant plusieurs hôpitaux, notamment ceux de la capitale, commençaient à recevoir des améliorations utiles. Mais l'Hôtel-Dieu de Paris se maintenait comme le type de tout ce qu'on peut concevoir de plus barbare. Quoiqu'il donnât asile à des mendiants, à des fous, à des femmes enceintes, parmi lesquels on compte en général peu de mortalité, le chiffre des morts était de 1 sur 4. On sait que les malades y étaient réunis au nombre de quatre et de six dans chaque lit; qu'on en plaçait même assez souvent deux ou trois de plus sur l'impériale du lit, où l'on arrivait au moyen d'une échelle (1).

(1) « Ne pouvant étendre l'édifice en superficie, dit Cuvier,

En 1772, cet hôpital devint en partie la proie d'un incendie. Toutes les misères qu'il cachait, vues à la lueur des flammes, causèrent une impression générale et profonde.

Un homme essentiellement bienfaisant, qui en 1763 avait déjà signalé les vices inhérents à l'Hôtel-Dieu, M. de Chamousset, publia un nouveau mémoire en faveur de la réforme de tant d'abus. De toutes parts de grands efforts se déployèrent vers le même but. L'architecte Poyet proposait de transférer l'Hôtel-Dieu à l'île des Cygnes.

---

on éleva étages sur étages : les salles basses étaient encombrées de lits, les lits de malades : quatre, six misérables étaient souvent entassés sur un grabat de quatre pieds, et quelquefois l'on en mettait autant sur le ciel du lit. Les souffrances de l'enfer doivent surpasser à peine celles de ces malheureux serrés les uns contre les autres, étouffés, brûlant, ne pouvant ni remuer ni respirer ; sentant quelquefois un ou deux morts entre eux pendant des heures entières. On jetait pêle-mêle toutes les maladies, sans distinguer les contagieuses ; celles de la peau régnaient partout avec fureur. Les femmes en couches, les enfants nouveau-nés étaient à côté des hommes atteints de la petite-vérole ; les fous furieux s'agitaient, hurlaient tout près des blessés qu'on opérait. L'air était si corrompu, qu'aucune opération grave ne réussissait et que la gangrène s'emparait aussitôt des plaies. »

Lorsque, dans la séance publique de l'Institut, du 17 mars 1817, le baron Cuvier, prononçant l'éloge de Tenon, présenta cet horrible tableau, nous vîmes plusieurs femmes du brillant auditoire tomber évanouies ; l'émotion générale interrompit un instant l'éloquent orateur.

Le roi Louis XVI se fit rendre compte de la situation de cet hôpital, et donna, en 1781, des lettres-patentes que nous voudrions pouvoir reproduire ici textuellement. Elles sont empreintes de tant de sagesse, elles respirent des sentiments si nobles et si touchants, elles révèlent si bien le désir des grandes et utiles réformes, qu'on doit considérer cet acte spontané de l'infortuné monarque comme un de ses plus beaux titres à la reconnaissance publique. — Le roi voulait que désormais l'Hôtel-Dieu abritât 3,000 malades, tous couchés isolément, les hommes et les femmes dans des corps de logis distincts; qu'il y eût des promenades et des salles particulières pour les convalescents; et il ajoutait : « La dépense de ces améliorations dont nous voulons faire jouir les pauvres, sans qu'il en coûte rien à l'Hôtel-Dieu, sera entièrement à notre charge : en conséquence nous y destinons, dès à présent, les objets particuliers que nous avons désignés, et, en cas d'insuffisance, nous y pourvoirons des fonds de notre trésor royal. »

Sur l'ordre du roi, l'Académie des sciences, saisie de la question qui préoccupait les meilleurs esprits, nomma pour l'examiner huit commissaires : Lassone, Daubenton, Tenon, Bailly, Lavoisier, de la Place, Coulomb et d'Arcet, auxquels Tillet fut ensuite associé.

Cette Commission, composée de noms si éminents, ne se borna pas à étudier le projet de l'architecte Poyet; elle voulut connaître par elle-même la situation de l'Hôtel-Dieu. Mais l'Administration n'eut pas honte de lui en interdire l'entrée et de lui refuser toute communication des plans, des règlements et des registres. Tenon y suppléa. Depuis quarante ans il observait en silence et recueillait d'affreux détails que lui fournissaient des médecins et des chirurgiens de ses amis, employés dans la maison.

Bailly, chargé d'écrire le rapport de l'Académie, eut le bon esprit de sentir que tous les artifices de l'éloquence ne pourraient qu'affaiblir un pareil tableau; il s'en tint à l'énoncé rigoureux des faits, à un simple extrait du travail de Tenon, et son ouvrage eut un effet prodigieux (1).

Présenté à l'Académie le 2 décembre 1786, le rapport de la Commission peut être considéré comme un traité lumineux sur le régime hygiénique des hôpitaux. Il se terminait par la proposition de transformer l'Hôtel-Dieu en quatre hôpitaux, chacun pour 1,200 malades. « Si le roi, y est-il dit, n'a encore rien statué à cet égard, il a pesé dans son cœur les intérêts de l'indigence souffrante; il a senti qu'un grand hôpital est une grande calamité, et la bonté souveraine a eu la pensée d'y substituer plusieurs hôpitaux. Il faut que le pauvre le sache, et le pauvre ne l'oubliera pas. Il faut surtout qu'il se souvienne, lorsqu'il sera couché seul dans

(1) Baron Cuvier, *Éloge de Jacques Tenon*, 1817.

ces hôpitaux, qu'il le doit autant à la sensibilité de l'homme qu'à la bienfaisance du monarque (1). »

Les médecins remplirent un rôle très actif dans la publication des écrits propres à éclairer l'opinion du public et des administrations. Parmi eux se distinguent l'abbé Teissier, docteur en médecine, de l'Académie des sciences; les docteurs Regnier, Antoine Petit, Le Roi, et enfin le professeur Tenon qui, en 1788, fit connaître le résultat de ses laborieuses recherches. Il eut le mérite de réunir pour la première fois dans un corps d'ouvrage les grands principes du régime sanitaire des hôpitaux: ses mémoires, au nombre de cinq, seront toujours consultés avec fruit; ils sont pleins d'observations critiques judicieuses et de sages prescriptions.

Cet esprit de réforme se répandait dans les provinces. A l'Hôtel-Dieu de Lyon un même lit contenait toujours deux malades et quelquefois un plus grand nombre, c'est-à-dire quatre à cinq. Les recteurs se montraient fort désireux d'abolir cet usage déplorable. Privés de toute ressource pécuniaire pour l'accomplissement de leurs généreux desseins, ils firent, en 1787, un appel à la charité lyonnaise; ce ne fut pas en vain. La ville tout entière prit part aux souscriptions. Il s'agissait de créer 300 lits en fer d'un mètre environ de lar-

(1) Paroles de Bailly que M. Arago a modifiées dans la *Biographie de L.-S. Bailly*, *Annuaire des longitudes* 1853, page 468.

geur, et de recouper 436 lits en bois, afin que leur largeur ne dépassât pas la proportion nécessaire à un seul malade. L'argent arriva de toutes parts avec tant d'empressement et d'abondance, qu'en moins de six semaines non-seulement les listes de souscription étaient remplies, mais encore qu'elles fournissaient un excédant assez considérable pour payer 134 lits en sus du projet. Le souvenir de cet élan de la charité lyonnaise reste consacré par les huit tables de marbre blanc, écrites en lettres d'or, qui sont placées sous le grand dôme de l'Hôtel-Dieu. L'archevêque de Lyon, Monseigneur Malvin de Montazet, s'associa libéralement à cette bonne œuvre en fournissant de ses deniers tous les lits contenus dans une salle, à laquelle son nom reste attaché : elle est ornée de son portrait et d'une inscription commémorative. Ces deux objets, récemment restaurés, attestent la perpétuité du respect pour la mémoire du fondateur.

Cet hôpital peut donc revendiquer l'honneur d'avoir montré le premier les avantages des lits en fer, et provoqué par son initiative une émulation générale.

Sur ces entrefaites, la révolution de 1789 éclata; la Terreur vint bouleverser la société française; les biens des hôpitaux furent saisis, vendus ou dissipés. Lorsque, après cette époque sanglante et à jamais exécrable, la France commença à se rasseoir sur sa base, les hôpitaux attirèrent de nouveau l'attention du Gouvernement, et excitèrent au plus haut degré la sympathie publique.

En attendant les améliorations qu'ils devaient obtenir plus tard, ces établissements reçurent des dénominations nouvelles. Celle d'Hôtel-Dieu rappelait trop la religion et la charité chrétiennes; celle d'hôpital était trop répugnante, alors que la philanthropie, la sensibilité et la mélancolie étaient à la mode. On chercha par des noms plus philosophiques et plus doux à écarter de l'esprit des images horribles, et l'on ne voulut plus reconnaître que des hospices civils et militaires : l'Hôtel de Paris se vit longtemps décoré du titre de grand Hospice de l'Humanité.

Quoi qu'il en soit de cette déviation du sens véritable des mots, la charité publique, qui s'intitulait philanthropie et bienfaisance, associa ses dons à ceux du Gouvernement. Enfin l'ère régénératrice du Consulat fut marquée par les soins attentifs apportés au régime des hôpitaux. Le vainqueur de Marengo, dans sa visite à l'Hôtel-Dieu de Paris, ordonna l'érection d'un monument à la mémoire de Bichat et de Desault, et chercha à introduire dans ce vaste établissement, l'ordre et la salubrité dont les hôpitaux Necker, Beaujon, la Charité, St-Louis, etc., offraient d'heureux modèles. Ce fut bientôt après que le premier Consul, pendant son séjour à Lyon, en 1802, y reconstitua l'administration hospitalière que la tourmente révolutionnaire avait renversée.

Les travaux d'assainissement de l'Hôtel-Dieu de

Paris furent poursuivis sous l'Empire et sous la Restauration. Mais les progrès les plus notables dans la voie de la salubrité datent de l'avénement du roi Louis-Philippe, et de l'impulsion qu'il donna, par son propre exemple, à l'achèvement et à l'amélioration de tous les édifices publics de la capitale et des provinces.

Les considérations qui précèdent ne nous ont point paru étrangères à l'objet essentiel de ces études ; elles vont servir à expliquer et à justifier la situation stationnaire, au point de vue de l'hygiène, dans laquelle se sont maintenus jusqu'à une époque récente l'hospice de la Charité et l'Hôtel-Dieu de Lyon.

L'Administration des hôpitaux de Lyon, réorganisée en 1802, avait repris les habitudes d'ordre et de conservation qui se perpétuaient dans ces établissements d'une manière traditionnelle. Redoutant les innovations, considérées comme révolutionnaires, elle proclamait la sagesse des temps anciens et s'appliquait à maintenir dans leur intégrité l'esprit et les habitudes consacrées par un long usage.

A cette tradition inaltérable de respect pour les œuvres du passé, succéda tout-à-coup un principe contraire. Ce fut en 1830. L'Administration hospitalière, entièrement renouvelée, ne tarda pas à montrer de nouvelles tendances, des idées nouvelles : la tradition des usages stationnaires était rompue; on voulut remplacer l'immobilité par le progrès.

Loin de moi la pensée de donner ici des éloges à l'Administration actuelle aux dépens de celle qui venait de se retirer. L'ancienne Administration s'était signalée par un zèle, un dévouement et un sentiment de charité chrétienne qu'on peut égaler peut-être, mais qu'on ne surpassera jamais. En lui rendant cet hommage si bien mérité, nous croyons être le fidèle interprète de l'opinion unanime de nos concitoyens. Toutefois on dira, peut-être, que trop exactement soumise à une règle très louable de conduite, la conservation, elle ne sentait pas assez la nécessité d'innover dans le régime des hôpitaux les applications hygiéniques, et de suivre le mouvement que la science imprimait à tous les établissements publics, notamment à ceux qui servent de refuge aux malades et aux blessés. Elle entourait ceux-ci de soins attentifs et bienfaisants; elle ménageait sagement la fortune des pauvres, mais en donnant à ses actes une direction différente de celle qui nous occupe dans ce travail.

Après cet exposé très explicite de mes sentiments, auxquels se joint l'expression de mon respect pour l'Administration pleine de dignité que j'ai vue présidée par MM. de Lacroix-Laval, Delphin et de Virieu, il ne peut y avoir, dans ce qui va suivre, aucun prétexte à des interprétations fâcheuses, que d'avance je repousserais de toutes mes forces. Qu'il me soit donc permis maintenant d'aborder, en toute liberté d'esprit, l'examen des grands changements qui ont successivement ramené à de meilleures conditions hygiéniques l'Hôtel-Dieu de Lyon.

HOTEL-DIEU.

Fondé en 542 par le roi Childebert, fils de Clovis, et par sa femme la reine Ultrogothe, agissant sous la pieuse influence de saint Sacerdos, évêque de Lyon, notre Hôtel-Dieu est un des plus anciens hôpitaux de France.

Bien des constructions se sont succédé, dans la suite des temps, sur le vaste terrain de cet établissement hospitalier primitivement éloigné des habitations, et dont la surface de forme oblongue n'a pas moins de 30,870 mètres carrés. Les plus anciennes constructions, parmi celles qui concourent à l'ensemble de l'édifice, ne remontent pas au-delà du XVIe et du commencement du XVIIe siècle.

En 1637 fut bâtie l'église, remarquable par son architecture élégante. Ducillet en avait donné le plan, et plus tard André Palladio, de Vicence, se chargea du soin de l'embellir. C'est à la même époque que furent construites les quatre salles disposées en forme d'une croix, au centre de laquelle se trouvent un vestibule quadrilatère et un bel autel de marbre surmontés d'une élégante coupole, appelée par comparaison le petit dôme.

Mais c'est du côté du quai du Rhône que la vue est frappée de l'aspect monumental et majestueux de l'Hôtel-Dieu. Là, sa façade se déploie sur une longueur de 315 mètres.

D'une architecture peut-être trop magnifique pour une telle destination, ornée des statues colossales des royaux fondateurs et de figures allégoriques, surmontée du grand dôme au sommet duquel un groupe d'anges soutient la croix, cette vaste façade a été terminée de nos jours. La partie qui joint le corps de bâtiment du grand dôme à l'aile septentrionale restait inachevée : elle fut construite en l'année 1821, grâce à la munificence du duc d'Angoulême. Quant à l'aile méridionale, sa date est encore plus récente.

Ce n'est pas au luxe du dehors que nous devons nous arrêter; ce sont les dispositions intérieures qui appellent spécialement notre attention. Si elles ne répondaient pas, par leur salubrité, à la richesse de l'ornementation étalée aux regards, celle-ci ne pourrait être pardonnée : elle serait d'autant plus répréhensible qu'elle aurait causé une cruelle déception (1).

Sous la coupole du dôme que soutiennent des pilastres d'ordre corinthien, on voit un immense vestibule pavé de marbre, au centre duquel un ma-

---

(1) *Mémoire sur les hôpitaux et les secours à domicile*, par le docteur DE POLINIÈRE. Lyon, 1821, in-8.

gnifique autel formé de marbres précieux est entouré d'une balustrade dorée. Quatre grandes salles de malades, deux au premier étage, deux au second, viennent aboutir à ce vestibule, remarquable par ses proportions grandioses et ses ornements architectoniques.

Ce n'est pas comme objets de pure décoration que nous mentionnons le grand et le petit dômes de l'Hôtel-Dieu; ils fournissent de puissants moyens de ventilation et d'assainissement. Les miasmes méphitiques étant toujours en ascension, se trouvent incessamment appelés et recueillis dans ces vastes entonnoirs qu'ils parcourent sans y séjourner, traversent les ouvertures toujours béantes du sommet, et se dispersent dans les régions élevées de l'atmosphère extérieure.

La masse des gaz méphitiques qui s'accumulent et trouvent leur issue dans les lanternons des dômes est incroyable : on ne pourrait s'en faire aucune idée lorsqu'on visite les salles, et qu'on respire un air exempt de toute mauvaise odeur près des autels placés sous les coupoles des dômes. Pendant ce temps-là, que des ouvriers soient obligés de pénétrer dans l'intérieur de la coupole ou des lanternons pour y exécuter des travaux, ils ne peuvent y rester que pendant une heure et demie tout au plus. Quelquefois même, après une demi-heure de séjour dans ce milieu infect, ils en sortent pâles, abattus et tellement incommodés, que parfois ils tombent en défaillance. Plusieurs ouvriers sont obligés de s'y succéder pour faire la besogne d'un seul homme.

La ventilation produite par les courants des dômes ne peut avoir lieu sans devenir une cause de refroidissement pour les salles, qui pourrait être très nuisible, surtout pendant la saison d'hiver. Nous verrons bientôt comment on a remédié à cet inconvénient.

Quelque admiration que l'on accorde aux belles lignes architecturales de Soufflot, qui a fait de notre Hôtel-Dieu l'un des édifices les plus imposants et les plus brillants de la cité, on doit reconnaître que ce grand artiste ne s'est pas suffisamment inspiré des études hygiéniques concernant les hôpitaux; et pourtant elles étaient déjà portées à un haut degré, ainsi que le témoignent les travaux philanthropiques de cette époque. Plusieurs fautes auraient été évitées : l'architecte n'aurait sans doute pas consenti à morceler le sol par de petites cours d'un espace beaucoup trop restreint; disposition d'autant plus mauvaise que les corps de bâtiments très élevés qui les entourent, empêchent l'air et les rayons du soleil d'y pénétrer convenablement; il n'aurait pas donné aux salles de malades des proportions qui paraissent exagérées. Elles le sont en effet, surtout si l'on se renferme exclusivement dans le système de Tenon qui demande des salles de quatre, huit, dix, douze lits, et ne permet pas qu'on dépasse le nombre de vingt-quatre. « Nous ne plaçons, dit-il, que vingt-quatre lits dans les plus grandes salles..., pour ne pas rassembler trop de malades dans un même lieu... Ce n'a été qu'après m'être étayé de mon mieux par des observations répétées pour éviter les maux qui naissent de salles trop hautes et trop froides, trop basses et trop chaudes et trop fétides, qu'enfin je me suis déterminé à leur donner quinze toises de long, vingt-cinq pieds de large, seize pieds de hauteur à celles des malades et quinze à celles des convalescents (1). »

Mais il ne faut pas oublier que le savant réformateur écrivait sous l'impression de l'horrible spectacle des vastes salles encombrées et puantes de l'Hôtel-Dieu de Paris. Les auteurs modernes, exempts de cette pénible émotion, n'en ont pas moins adopté ses idées; on les retrouve partout; et c'était justice : car il est difficile de pénétrer plus avant que Tenon dans ces questions complexes et d'un si haut intérêt, dont l'examen approfondi a rempli une grande partie de sa généreuse et belle vie.

Partant de ce principe, excellent sans doute, qu'on doit autant que possible rapprocher le malade placé dans un hôpital, des conditions d'isolement que lui offrirait un domicile particulier, ces auteurs exigent aussi des salles de la contenance de douze lits (2), et ne permettent pas qu'elles en reçoivent un plus grand nombre. Tout cela est d'une facile exécution

(1) TENON, 5e *Mémoire*, p. 436, note ; in-4, 1788.
(2) M. le professeur Trousseau.

dans un petit hôpital; mais dès qu'il s'agit d'un de ces grands établissements hospitaliers destinés à abriter de mille à douze cents malades, les recommandations en faveur des petites salles sont-elles encore aussi applicables? Nous ne le pensons pas; et il nous semble que cette réprobation dont on a frappé les grandes salles est trop absolue. Invoquons la parole d'un homme compétent : « Il est faux, dit Coste, premier médecin des armées, qu'il soit impossible de rendre de grands hôpitaux salubres; ce n'est point le nombre de lits, mais leur proportion trop forte en raison de l'espace, qui engendre le méphitisme (1). »

Il est bon, sans doute, de ne pas dépasser une certaine limite, qui a été assez généralement reculée jusqu'au chiffre de quarante à cinquante lits par salle (2); mais le point essentiel, c'est le maintien de la salubrité. Que les grandes salles, telles que les nôtres, soient dotées d'un air abondant et facilement renouvelé, que la propreté y règne constamment, seront-elles nuisibles à la vie des hommes? A cette question, les faits journaliers répondent d'une manière péremptoire. Nous reviendrons bientôt sur cet important objet à propos de l'aération des salles. En attendant, qu'une réflexion nous soit permise. Dans un grand hôpital, le service a ses exi-

---

(1) *Dictionnaire des Sciences médicales*, t. XXI, p. 443.

(2) M. Michel Lévy, *Traité d'hygiène publique et privée*, t. II, p. 615; 2 vol. in-8°. Paris, Baillière, 1850.

gences; il doit être fait non-seulement avec ordre et économie, mais encore avec facilité et promptitude. Or comment pourrait-on, au milieu de subdivisions des services par petites salles de quatre, six, huit, dix et douze lits, fonctionner régulièrement et promptement? ne faudrait il pas commencer par doubler le personnel des servants? Ces considérations administratives ne sauraient trouver ici un développement qui nous entraînerait au-delà des bornes de notre sujet. Poursuivons.

Quoique nous ayons signalé les reproches légitimes qui peuvent être adressés à l'œuvre de Soufflot, l'illustre auteur du Panthéon n'en a pas moins réalisé dans nos murs une grande pensée, en dotant les malades pauvres d'un magnifique lieu de refuge, emblème majestueux de la charité, qui, à toutes les époques, a formé un des traits distinctifs du caractère lyonnais.

La population de l'Hôtel-Dieu a éprouvé des variations quant au nombre et à l'état des personnes malades. C'est ainsi qu'avant la création de l'Hôpital militaire, les officiers, sous-officiers et soldats de la garnison ou de passage, y étaient admis dans des salles actuellement occupées par des malades de la classe ouvrière. C'est ainsi que les enfants de deux à quatorze ans de notre ville y étaient mêlés avec les adultes, avant l'institution de l'Hôpital des enfants malades dans le claustral de l'hospice de la Charité. Espérons que cet hôpital d'enfants étendra son bienfait au-delà du cercle dans lequel il est restreint, et qu'il s'ouvrira non-seulement aux enfants de l'agglomération lyonnaise, mais encore à ceux qui lui sont étrangers et qui se trouvent encore en trop grand nombre dans les salles de l'Hôtel-Dieu.

Aujourd'hui la population de l'Hôtel-Dieu comprend :

Hommes fièvreux,	260	}	550
Hommes blessés,	290		
Femmes fiévreuses,	390	}	560
Femmes blessées,	170		
Femmes en couche.			30
			1,140
Econome, aumôniers, frères, sœurs, et employés logés dans l'établissement.			278
			1,418

Sept médecins et un professeur de clinique médicale,

Trois chirurgiens et un professeur de clinique chirurgicale, secondés par vingt élèves internes,

Un pharmacien, ayant sous ses ordres plusieurs frères et sœurs, composent le service de santé.

Pour une telle population, renfermée dans la même enceinte, l'espace est-il suffisant? la ventilation est-elle facile et abondante? les conditions hygiéniques, en un mot, sont-elles bonnes? les changements introduits dans le régime des malades, dans la disposition matérielle de l'édifice, ont-ils exercé une influence sur la vie des hommes et diminué la mortalité? Ce sont là précisément les questions que nous cherchons à résoudre, en prenant notre point de départ à l'année 1830.

1830—1832.

Installée le 19 octobre 1830, la nouvelle Administration commença en 1832 ses travaux d'assainissement, sous la présidence de M. Terme, et les poursuivit sans relâche pendant les années suivantes (1).

L'Hôtel-Dieu était imprégné dans toutes les parties de l'édifice d'une odeur infecte, causée et entretenue par les émanations provenant des cours, des salles de dissection, du dépôt des morts, des salles de malades et de la boucherie.

Il existe dans les cours, dans la cave même et dans les cuisines de nombreuses ouvertures, destinées à recevoir les eaux pluviales et ménagères qui se rendent au Rhône par des conduits souterrains. Ceux-ci communiquent avec les égouts

(1) Je devrais mentionner souvent mon ami, M. Terme; car il a montré dans l'administration des hôpitaux, comme plus tard dans celle de la ville de Lyon, dont il fut l'un des maires les plus honorés, cette haute intelligence et ce dévouement au bien public, qui surmontent les difficultés et produisent les œuvres utiles et durables.

chargés de toutes les immondices de l'hôpital. Il s'échappait incessamment, par ces orifices béants, des masses de gaz fétides et délétères qui viciaient l'atmosphère des cours et pénétraient dans les salles des malades. A cette mauvaise odeur venant du dehors, se joignait celle que répandaient dans l'intérieur des salles les latrines et les chaises percées.

On eut soin de faire un curage complet des égouts, de réparer les canaux et d'en fermer les orifices au moyen de cuvettes à la de Parcieux. Les latrines eurent des appareils inodores, et les chaises percées furent munies de vases hermétiquement fermés. Il en résulta une amélioration appréciable dans la qualité de l'air confiné des cours, des salles de malades et de leurs dépendances.

On établit des fourneaux de fonte en forme de potager dans quinze salles de malades, et bientôt après dans toutes les autres. Il serait à désirer, peut-être, qu'ils fussent placés à proximité des salles, et non dans leur intérieur; tels qu'ils sont cependant, ils rendent des services réels : on y chauffe facilement les remèdes internes ou externes, ainsi que le linge de corps. Chacun de ces fourneaux remplit, en outre, une fonction importante : au moyen de sa cheminée d'appel, il attire et chasse sans cesse une masse d'air confiné, et procure de la sorte une ventilation bienfaisante. Qu'on n'abuse pas de ces fourneaux pour y faire indûment la cuisine, ils ne mériteront plus les reproches qu'on leur a souvent adressés.

L'Hôtel-Dieu ne possédait que quelques baignoires en mauvais état, absolument insuffisantes aux besoins. On organisa un système de bains et de douches assez satisfaisant, mais qui devait quelques années après se développer dans de grandes proportions.

Au commencement de l'année 1832, le zèle des Administrations municipales et hospitalières était stimulé par la marche et les approches menaçantes du choléra asiatique; avant même qu'il eût éclaté à Paris, on sentait la nécessité urgente d'améliorer, autant que possible, les conditions de la salubrité publique : aussi fit-on de grands efforts dans ce sens à l'Hôtel-Dieu. Blanchîment à la chaux d'une partie des murs de l'édifice au dedans et au dehors, nettoiement des cours, réfection de leur pavé afin d'accélérer l'écoulement des eaux, ouverture de plusieurs ventilateurs dans les salles, ordres sévères relativement au maintien de la propreté, rien ne fut négligé.

Enfin, le Conseil d'administration osa prendre une délibération qui fait époque. Nous avons dit qu'en 1787, lors de la création des lits en fer, leur largeur réduite à un mètre avait été calculée dans l'intention que chaque lit ne pût recevoir qu'une personne seule. Cependant, malgré cette précaution, on continuait à coucher deux malades dans le même lit. Cette coutume barbare, empruntée au moyen-âge et abolie dans tous les hôpitaux des nations civilisées, se perpétuait parmi nous, sous l'empire de la routine, à la grande surprise des étrangers.

Le Conseil arrêta, dans sa séance du 25 avril 1832, qu'à partir du 1er mai de la présente année, il n'y aurait jamais, sous aucun prétexte, deux malades couchés dans le même lit ; et depuis cette époque jusqu'à ce jour, cette décision a été respectée.

Pour faire prévaloir cette mesure, si salutaire, si sage, si hautement approuvée par la raison et la morale, il fallait pourtant la réunion de deux circonstances : l'imminence dans nos murs du terrible fléau qui déjà frappait la capitale, et surtout les volontés unies des membres d'une Administration toute nouvelle, dont la marche n'était point gênée par les tiraillements et les embarras de la tradition. Cela est si vrai, que dans le principe quelques esprits éclairés, mais trop facilement assujettis aux habitudes routinières, ne manquèrent pas de raisonnements spécieux pour s'élever contre une décision, qu'ils considéraient comme trop sévère et trop absolue et qu'aujourd'hui ils sont forcés d'approuver sans aucune restriction.

Dans les hôpitaux de Paris, les malades sont couchés dans des lits à rideaux et sans ciel. Ici la disposition est différente, il n'y a de rideaux que pour les lits des salles payantes (1). Tous nos lits en fer, longs de 2 mètres et larges de 90 centimètres, ont

---

(1) Dans ces salles, chaque malade payait par journée 2 francs, qui ont été réduits à 1 franc 25 centimes.

un ciel en toile blanche, accompagné d'une toile qui tombe du côté du chevet et l'enveloppe ; le ciel est joint à une bande de toile appelée tour de lit, et qui forme avec le ciel une sorte de baldaquin. Autrefois ce tour de lit, qui était en drap pendant la saison d'hiver, descendait à 70 centimètres au-dessous du ciel. Afin d'examiner un malade, il fallait que le médecin glissât sa tête sous ce tour de lit pour la relever dans un réceptacle de miasmes fétides sans issue.

Sur ma demande, les tours de lit furent réduits à 40 centimètres de hauteur (1). L'inconvénient, quoique diminué, subsistait; je le fis disparaître en restreignant l'étendue de la toile du ciel de lit du côté des pieds du malade, de manière à laisser un large passage aux miasmes. Cette mesure si simple et si avantageuse, appliquée maintenant à tous les lits de l'Hôtel-Dieu, a contribué à purifier l'atmosphère particulière à chaque malade, et par conséquent à assainir l'air confiné dans les salles.

1833—1834.

Les canaux et les égouts furent l'objet de nouvelles réparations; l'église et le réfectoire, ainsi qu'une

(1) La direction de l'Hôtel-Dieu était alors confiée à un administrateur dont le dévouement et les lumières y ont laissé de profonds souvenirs de reconnaissance, M. Jacquier, père de l'un de nos collègues.

partie des corps de bâtiment, reçurent des améliorations notables.

La salle Montazet et les salles dites des Quatre-Rangs, qui s'ouvrent sous le petit dôme, furent restaurées complètement; on remit à neuf plusieurs toits dont les gouttières, hors de service, furent remplacées. Ces travaux, qui demandaient du temps et de fortes dépenses, se poursuivirent pendant les deux années suivantes.

1835—1836.

On plaça dans toutes les cours des guérites-urinoirs, et les réparations furent continuées sur divers points.

La cour d'entrée s'élevait d'un mètre au-dessus de la galerie en forme de cloître, qui l'entoure; il en résultait une humidité permanente, fort malsaine pour tous les locaux situés dans ce périmètre. La cour fut abaissée et pavée au niveau des dalles de la galerie. La croix placée au centre de la cour fut restaurée.

C'est à cette date que se rapporte un changement important relatif aux salles de dissection. Elles étaient établies au deuxième étage, au-dessus de la salle Ste-Anne, dans un corps de bâtiment entouré de salles de malades, de telle sorte que des fenêtres voisines on voyait les cadavres mutilés par le scalpel des étudiants. Il y avait, en outre, trois cabinets situés au deuxième et au premier étage, où les chirurgiens pratiquaient des opérations sur le cadavre, faisaient des préparations anatomiques, et tenaient en macération des débris humains. C'étaient autant de foyers d'infection, indépendamment du dégoûtant spectacle de ces translations continuelles de cadavres par les escaliers à l'usage des malades.

Sur la proposition de l'administrateur de l'intérieur, M. Delahante, qui devait bientôt remplacer M. Terme au fauteuil de la présidence, ce vicieux état de choses dut cesser. — Dans la cour méridionale, dite des Internes, on construisit un amphithéâtre pour les études anatomiques, et les locaux naguère infectés, se transformèrent en salles destinées aux malades : ce sont la salle St-Roch et la Clinique médicale. Les cabinets anatomiques des chirurgiens furent purifiés, et servirent comme annexes aux salles voisines.

1837—1839.

L'état de vétusté, l'aspect hideux des murs dont les enduits tombaient de toutes parts, exigeaient une restauration complète de l'édifice; on l'entreprit sur une vaste échelle. Tous les corps de bâtiment donnant sur les cours furent recrépis et blanchis; ce travail s'étendit à l'intérieur des salles, dont tous les plafonds reçurent des couches de badigeon.

Plusieurs boutiques de la façade du Rhône étaient occupées par des marbriers; le bruit de la scie, l'odeur infecte et pénétrante du mastic en fusion, incommodaient les malades. Voulant remédier à ces graves inconvénients, le Conseil décida que tous les locataires à profession incommode ou insalubre ne seraient plus admis dans ces locaux, et que ceux qui les habitaient recevraient immédiatement la résiliation de leur bail avec injonction de se retirer au bout de six mois.

L'Hôtel-Dieu était dépourvu d'un magasin général pour les approvisionnements. Cet entrepôt, jugé indispensable, fut créé dans d'assez grandes proportions, et composé de casiers pour recevoir les objets de nature diverse qui devaient les remplir.

En même temps qu'on restaurait la glacière, on plaçait des calorifères dans la maison des élèves internes et dans les salles de malades.

Une machine à vapeur destinée à fournir de l'eau à tous les étages, pour tous les besoins du service, s'éleva dans la cour Ste-Marie, où une buanderie commode ne tarda pas à être organisée.

Grâce à cette machine à vapeur, l'eau est devenue abondante et conserve toujours une très bonne qualité; elle provient du Rhône par filtration naturelle et s'accumule incessamment dans un puisard creusé à cet effet, jusqu'à un mètre au-dessous de l'étiage du fleuve. Epurée par son passage au travers d'un lit de gravier, cette eau est toujours limpide, fraîche en été (10° R.), et d'une température suffisante en hiver pour qu'il n'y ait pas de congélation à redouter. La machine à vapeur, de la force de sept chevaux et qui ne la déploie pas en entier, fait mouvoir plusieurs corps de pompe qui débitent en moyenne 2,000 litres d'eau par minute. Deux réservoirs, placés à trois mètres environ au-dessus du sol, desservent les bains et la buanderie; un troisième réservoir contenant trente mètres cubes d'eau, placé à dix-sept mètres au-dessus du niveau du sol des cours, est destiné aux autres services : c'est de ce réservoir que les eaux se distribuent dans toutes les salles de malades, souillardes, latrines, réfectoire, cuisine, pharmacie, promenoir, etc. Le volume d'eau est consommé à peu près dans les vingt-quatre heures.

Avant la construction de la machine à vapeur, qui date de 1839, l'eau était portée dans les salles à bras d'hommes ou par le moyen de pompes placées dans les cours. On n'usait alors, en vingt-quatre heures, que sept à huit mètres cubes d'eau, c'est-à-dire trois cent quatorze de moins qu'à présent, et encore on en employait une partie à un détestable et dangereux usage dont nous parlerons, le lavage des salles.

A la distribution de l'eau se lie la fondation d'un bel établissement de bains. Déjà, en 1832, on avait amélioré les salles de bains et augmenté le nombre des baignoires. Ce n'était pas assez. L'Administration résolut de régénérer complètement cette partie essentielle du service médical, et confia son organisation à M. Rapou, qui avait fourni ailleurs des preuves d'habileté en ce genre. Ce nouvel établissement, terminé en 1842, contient trente-cinq baignoires en cuivre, dix-sept pour les hommes et dix-huit pour les femmes; douze baignoires en bois, quatre appareils pour les bains de vapeur, deux appareils pour les douches de vapeur, et un pour les douches froides. On a pu y donner, dans un jour, cent quarante bains ordinaires, quarante bains de Barèges, quarante bains de vapeur et quarante douches de vapeur; mais, en général, il ne se distribue guère plus de cent quarante à cent cinquante bains par jour. Les salles de bains, spacieuses et bien aérées, offrent toutes les garanties nécessaires au maintien de la décence et de la salubrité.

Sous le petit dôme de l'Hôtel-Dieu, s'ouvrent quatre salles destinées aux femmes fiévreuses, et qui, par leur disposition en forme de croix, regardent l'autel de marbre qui s'élève au point central. Les quatre grandes arcades qui unissent ces salles au vestibule du dôme, tout en étant un moyen puissant de ventilation, avaient l'inconvénient de s'opposer au chauffage de ces salles pendant la saison d'hiver. Au petit dôme comme au grand dôme, on a fermé par des portes vitrées ces larges ouvertures, mais en conservant le bienfait de la ventilation de la manière suivante : les portes vitrées du petit dôme sont surmontées d'une imposte à châssis mobiles qui s'ouvrent comme des croisées et laissent un libre passage aux miasmes en ascension. Il y a, en outre, dans la partie moyenne des plafonds de ces salles, plusieurs ouvertures fermées par des trappes: celles-ci étant soulevées, l'air confiné de la salle trouve une issue facile dans les greniers toujours ouverts. C'est ainsi que le renouvellement de l'atmosphère des malades est obtenu à volonté et très promptement. Quant aux portes vitrées du grand dôme qui n'ont point d'impostes, il a suffi d'enlever quelques carreaux de vitres du rang supérieur pour conserver une ventilation permanente, sans incommoder les malades par l'impression de l'air froid. Moyennant ces simples précautions, on a maintenu le bénéfice de la ventilation du grand et du petit dômes, en garantissant les malades d'un excès d'air froid.

1840—1841.

La façade de l'Hôtel-Dieu restait incomplète; des maisons en mauvais état occupaient le sol qui devait recevoir l'aile méridionale. On entreprit sa construction, qui s'avança jusque sur la rue de la Barre. Ce grand travail amena la restauration complète de la façade, qui est ornée, nous l'avons dit, des statues du roi Childebert et de la reine Ultrogothe. Pendant le siége de 1793, un certain nombre de corniches, de chambranles et d'ornements avaient été brisés par les boulets et les bombes, les murs avaient été crevassés en plusieurs endroits. Tous ces déplorables vestiges de la guerre civile disparurent, et les attiques de la façade furent bientôt surmontés des statues allégoriques dues au ciseau facile de M. Eschhoëct. L'établissement des trottoirs compléta cet ensemble de travaux.

Toutes les salles de malades avaient un carrelage qu'on soumettait deux fois par mois à une sorte de nettoiement dont il serait difficile de se faire une idée exacte : on appelait cela le grand et le petit lavage. Le jour du grand lavage, la visite du médecin ou du chirurgien était impossible. Dans une salle de cent lits, par exemple, on répandait environ mille litres d'eau de lessive qu'on y laissait séjourner pendant plus de trois heures, en agitant les flots de ce liquide infect, au moyen de petites bêches et de balais destinés à gratter les carreaux pour en détacher la crasse qui y était adhérente. Après avoir ainsi promené cette eau de plus en plus fétide sous les lits des malades, on épongeait les carreaux, qui ne devenaient secs que vers la fin de la journée. De leurs interstices, contenant une boue humide et puante, s'élevaient des émanations nauséabondes dont l'air stagnant de la salle était tellement imprégné, que, malgré la précaution de tenir les fenêtres ouvertes, il n'avait pas encore recouvré le lendemain ses conditions normales.

Quand on n'a pas été témoin du désordre, de l'agitation bruyante qui accompagnaient cette opération de nettoiement, on ne peut pas s'en rendre compte. Il est facile, toutefois, de concevoir combien les malades avaient à en souffrir. Quinze jours après on recommençait, mais avec plus de ménagements : c'était le petit lavage.

Les malades redoutaient avec raison les jours de grands lavages et demandaient souvent à sortir avant leur entière guérison, afin d'être affranchis de cette fatigante incommodité. Pour les malades atteints d'affections graves, cet usage barbare avait parfois les effets les plus funestes : combien de fois n'avons-nous pas eu à déplorer des rechutes, pour ne pas dire plus, chez les fiévreux et les blessés, à la suite de ces grands lavages !

L'Administration, écoutant enfin les justes plaintes des médecins longtemps méconnues, prit la résolution d'abolir ce mode de nettoiement; et ce ne fut pas sans peine qu'elle y parvint, tant il était protégé par l'habitude et la routine! Aussi ne vit-on pas sans étonnement des planchers bien confectionnés, cirés et frottés, remplacer le carrelage des salles. Quelques personnes de la communauté, fort bien intentionnées, blâmèrent cette innovation en disant que les malades et les convalescents ne pourraient éviter des chutes sur un parquet ciré auquel ils n'étaient point accoutumés. Sourde à ces clameurs aussi vives que persistantes, l'Administration poursuivit son œuvre : après avoir fait planchéïer, en 1837, les salles Montazet, St-Bruno, etc., elle étendit ce nouveau bienfait à d'autres salles, telles que St-Louis, St-Charles, etc ; et voulant assimiler, autant que possible, aux salles planchéïées celles qui ne l'étaient pas encore, elle décida que toutes les salles qui restaient carrelées, par suite de la pénurie des finances, seraient immédiatement mises en couleur, cirées et frottées. Dès ce moment les lavages furent entièrement abolis dans tous les services.

Sur ces entrefaites, une grande conquête en faveur de la salubrité de l'Hôtel-Dieu avait été réalisée : je veux parler de la suppression de la boucherie.

Tout le côté nord de l'édifice dans la direction de l'est à l'ouest était occupé par un établissement connu sous le nom de Boucherie de l'Hôpital, mais qui n'était pas simplement une réunion de boutiques destinées à l'étalage de la viande fraîche; c'était en même temps un abattoir et une tuerie. Quelles scènes pénibles exposées aux regards, dans l'un des quartiers les plus fréquentés! Nul passant ne pouvait s'y soustraire! A chaque instant, les animaux égorgés ou assommés faisaient entendre des bêlements ou des cris plaintifs! Le sang coulait à flots sur les dalles de cet odieux théâtre, et s'y mêlait aux liquides infects, aux immondices accumulées ! Ce n'est pas tout : les greniers situés au-dessus des boutiques, étaient remplis de débris d'animaux, tels que des peaux, de la graisse, de la corne, etc., qu'on y faisait sécher, et qui n'étaient livrés au commerce que pour être immédiatement remplacés par d'autres substances de même nature. Si les habitants des maisons voisines en étaient fortement incommodés, jugez de l'effet qu'en ressentait notre population hospitalière. Enclavée dans le claustral dont elle faisait partie, cette boucherie répandait tout à l'entour une odeur habituellement repoussante et tout-à-fait insupportable pendant les chaleurs de l'été, surtout au moment du lavage des dalles. Par les orifices des égouts destinés au service de la boucherie, s'échappaient des gaz chargés de matières animales en putréfaction : le vent du nord, au lieu de purifier l'Hôtel-Dieu, y rabattait des masses d'effluves délétères. La boucherie était, en un mot, un véritable foyer d'infection, dont on ne comprit bien toute l'horreur qu'au moment de sa démolition. Les filtrations putrides, les amas de vers et d'insectes qui pénétraient de toutes parts dans les localités voisines, rendirent pour les ouvriers ce travail rebutant et dangereux, à tel point que plusieurs d'entre eux tombèrent malades.

En 1840, ce lieu de puanteur et de méphitisme a été transformé en voie de communication et livré au public : une galerie ou passage large de plus de sept mètres, ayant cent vingt-six mètres de longueur, surmonté d'un comble vitré suspendu à une hauteur de plus de quinze mètres, offre aujourd'hui deux rangées de boutiques élégantes. En créant cette galerie d'un aspect monumental qui fait honneur au talent de l'architecte des Hôpitaux, M. du Buisson de Christôt, l'Administration a substitué au cloaque impur, dont nos malades ressentaient la nuisible influence, un nouvel élément de salubrité.

1842—1844.

Telles étaient les grandes améliorations que vous veniez d'opérer, lorsque vous me fîtes l'honneur de m'appeler à faire partie du Conseil. Mettant à profit cette position toute nouvelle, je vous soumis, comme administrateur, les idées hygiéniques, applicables à l'Hôtel-Dieu, que j'avais pu concevoir comme médecin, pendant mon exercice dans les hôpitaux.

Entrés dans une voie de progrès, vous vous montriez disposés à y persévérer avec ardeur: je crus le moment favorable pour vous proposer l'exécution d'un projet que j'avais médité depuis bien des années. Il consistait à assainir par l'accès de l'air, de la lumière et du soleil, divers locaux jusqu'alors obscurs, insalubres et impropres à tout service; à rouvrir des fenêtres murées, à en percer plusieurs dont le besoin était impérieux; à procurer par le moyen d'une large ventilation transversale, qui n'existait en aucune façon et qui pourtant était indispensable, le renouvellement facile et incessant de l'air confiné dans les cours et les salles des malades; il consistait enfin à créer des promenoirs destinés aux convalescents des deux sexes.

Pour atteindre ce but complexe et si désirable, il fallait un assez grand nombre d'agencements et de dispositions matérielles d'un ordre nouveau, auxquels on ne pouvait songer sans une première et grande opération : qui était la démolition de toutes les maisons formant le côté oriental de la rue Bourgchanin, maisons fort hautes, adossées à la façade occidentale de l'Hôtel-Dieu et à l'église, et construites sur le terrain même qu'il importait de déblayer pour y planter des arbres.

A l'appui de cette proposition je disais : Les hôpitaux perdront 20,000 francs de rente; mais qu'est-ce qu'une telle perte d'argent, si l'on acquiert à ce prix des convalescences plus franches et plus promptes, un séjour moyen de malades plus court, une diminution sensible dans la mortalité, et enfin le soulagement d'un plus grand nombre d'infortunes? Ces considérations, qui furent reproduites par M. Clément Reyre, alors premier adjoint du maire et rapporteur de la Commission des immeubles, vous avaient vivement touchés, Messieurs; car, dans votre séance du 13 juillet 1842, c'est-à-dire six semaines après la présentation du projet, vous décidâtes à l'unanimité qu'il serait exécuté sans aucun retard.

En effet, l'année suivante, en 1843, seize maisons de la rue Bourgchanin avaient disparu pour faire place à une plantation d'arbres, bordée du côté de la rue d'une belle grille en fer : cette transformation fut achevée en 1844.

Cette même année, on vit les salles St-Jean et Ste-Anne éclairées par de nouvelles fenêtres, purifiées par une aération abondante, dotées, en un mot, de deux conditions qui changeaient entièrement leur aspect et leurs conditions.

Le vaste réfectoire de la communauté, qui était sombre et humide, devint clair et salubre au moyen de la belle arcade vitrée à châssis mobiles qui remplaça le mur de l'extrémité occidentale de cette pièce donnant sur le promenoir (1845).

Le périmètre de forme oblongue du promenoir fut divisé par des murs de deux mètres de hauteur, en trois parties : la première destinée aux convalescents, la deuxième aux convalescentes, la troisième à la communauté. Sur ce dernier terrain, on bâtit des offices et des dépendances pour la cuisine qui en était dépourvue.

Le long de la grille, on posa un trottoir dans cette rue Bourgchanin, naguère sombre et humide, aujourd'hui claire et assainie. A ce travail se lie une opération d'assainissement, trop importante pour n'être pas mentionnée : à l'entrée de cette rue, près de l'église, existe l'ouverture d'un grand canal qui chemine sous l'Hôtel-Dieu, pour aboutir au bord du Rhône. Destiné à recueillir les immondices de l'hôpital, il reçoit, en outre, les eaux pluviales et ménagères des rues adjacentes. Par l'orifice béant de ce canal, il s'élevait, sous l'action des vents du midi, des masses de vapeurs méphitiques, d'autant plus abondantes, que tous les orifices des canaux de nos cours sont, comme nous l'avons dit, fermés par des cuvettes à la de Parcieux. L'air était tellement infecté par ces émanations putrides, que, dans un rayon de plus de cinquante mètres, on en était fortement incommodé. C'était vainement que, pour s'en garantir, on fermait les fenêtres des salles de malades. On parvint enfin à s'affranchir de ces influences délétères au moyen d'une cuvette inodore de grande proportion. Ce fut un véritable service rendu et à l'Hôtel-Dieu et à tout le quartier environnant.

1845—1847.

Plusieurs salles de malades furent restaurées et planchéïées, les caves assainies; la lingerie, instituée depuis peu d'années, fut blanchie et plafonnée. On établit des compteurs pour le gaz, qui répandit sa lumière sur les cadrans de l'horloge et sous le grand dôme, où l'on éleva, à chaque angle du bel autel de marbre qu'on y admire, des candélabres élégants.

On acheva la façade du corps de bâtiment sur la rue de la Barre.

Si nous n'avons pas encore parlé du régime alimentaire des malades et des convalescents, c'est qu'il n'a pas donné lieu à des changements bien importants. Le pain et le vin sont, ainsi que les aliments en gras et en maigre, de très bonne qualité.

Cependant les procédés employés pour la cuisson de la viande et la confection du bouillon sont susceptibles de diverses améliorations. Il importe que les aliments des malades soient préparés complètement à la cuisine centrale, afin qu'il n'y ait plus de prétexte de convertir en cuisines particulières les fourneaux des salles. La grande réforme que l'Administration se propose d'opérer dans cette partie du service, sera entreprise dans l'intérêt des malades, et surtout au point de vue de l'ordre et de l'économie. Car, si les aliments peuvent être rendus plus délicats afin d'être mieux appropriés à certains malades atteints d'affections graves et aux convalescents qui exigent des soins particuliers, on peut dire que, dès à présent, pour la généralité des fiévreux et des blessés, ils sont aussi bons, au moins, que dans la plupart des hôpitaux réputés par leur bon régime intérieur.

En fait d'aliments, ce qui est préjudiciable et funeste dans beaucoup d'hôpitaux, c'est l'introduction de comestibles souvent indigestes, que se permettent des parents et d'imprudents amis des malades, en trompant la surveillance exercée à la porte, quelque attentive qu'elle soit. Notre Hôtel-Dieu offre, plus qu'aucun autre établissement hospitalier, ces déplorables exemples de rechutes de maladies et d'accidents mortels, occasionnés par l'introduction frauduleuse de comestibles et de boissons alcooliques. En effet, les visiteurs y affluent quatre fois par semaine, et rendent impossible l'exécution exacte des règlements, confiée cependant à des agents attentifs à remplir leur devoir. Si la plupart des hôpitaux se garantissent de ce danger, c'est qu'ils ne sont ouverts qu'un ou deux jours dans la semaine, et pendant très peu d'heures, à tous les visiteurs des malades.

On a dit que les visites des parents entretiennent les liens de la famille. Ce motif est respectable, sans doute; mais, par combien d'abus et de dangers un tel avantage n'est-il pas compensé et presque détruit! Un hôpital ne peut être tenu avec ordre et propreté, il ne peut être un asile paisible et favorable à la guérison, qu'autant qu'on aura soin d'en écarter toutes les causes de perturbation et de soustraire les malades aux écarts si redoutables du régime alimentaire prescrit par les médecins.

Une mesure administrative, de date toute récente, et adoptée sur la proposition de l'Administrateur de l'intérieur, va contribuer à diminuer l'introduction des comestibles. L'Hôtel-Dieu a un certain nombre de salles payantes, où l'on est traité à raison de 1 franc 25 centimes par jour. Les malades de cette catégorie, au nombre environ de 60, tant hommes que femmes, avaient le privilége de conserver leurs vêtements et de sortir librement dans la journée. Ils rapportaient presque toujours des vivres et des boissons, soit pour eux, soit pour d'autres malades. Désormais, assujettis à la loi commune, ils quitteront leurs vêtements en entrant et ne les reprendront qu'à leur sortie de l'hôpital; les promenoirs seront à leur disposition quand ils voudront respirer l'air extérieur. Grâce à cette nouvelle disposition réglementaire, des abus de plusieurs sortes et inutiles à mentionner ici, vont enfin cesser.

1848—1852.

L'année 1848, avec tous les malheurs d'une révolution qui brisait tant d'existences et bouleversait toutes les institutions les plus respectées, n'empêcha cependant pas le cours des améliorations dans le sein de l'Hôtel-Dieu. Quoique l'action de l'Administration hospitalière fût devenue précaire et semblât chaque jour près de son anéantissement, les travaux commencés se poursuivirent; loin de se ralentir pendant les années suivantes, ils reçurent une impulsion croissante. Comme ces travaux ont été, depuis 1848 jusqu'à ce jour, plus nombreux peut-être qu'à aucune autre époque, nous devons nous borner à mettre en évidence les plus considérables.

L'une des mesures les plus urgentes à prendre dans l'intérêt des malades, était relative au rétablissement de l'ordre, et c'était précisément ce qui offrait le plus de difficulté. Qu'on se rappelle cette effervescence révolutionnaire, cette arrogance démocratique, qui proclamait l'abolition de tout frein, de toute règle opposée aux caprices populaires; qu'on se rappelle ces scènes bruyantes causées par une foule de visiteurs, de colporteurs de nouvelles et de journaux, qui envahissaient du matin au soir les cours et les salles de l'Hôtel-Dieu pour y planter des arbres de liberté et y former des clubs jusque dans les salles : on comprendra quelles étaient l'impossibilité du repos pour les malades, les entraves des médecins pour leur service, les anxiétés de l'Administrateur de l'intérieur chargé du maintien de la décence et de l'exécution des règlements.

Il parvint néanmoins par le raisonnement, par certains moyens de fermeté et de concession tour à tour employés, et enfin par des démarches réitérées auprès de l'autorité d'alors, à obtenir qu'on remettrait en vigueur les règlements concernant l'admission du public. Ce fut le commencement des améliorations intérieures entreprises sur plusieurs points à la fois.

En entrant dans un hôpital, le malade reçoit, par les objets dont sa vue est frappée, une impression de laquelle peuvent souvent dépendre, en bien ou en mal, l'action de son traitement et l'issue de sa maladie. Suivant cette opinion d'un savant auteur, les abords d'un hôpital ne doivent avoir rien de sinistre.

Autrefois la première cour de l'Hôtel-Dieu, avec son cloître et sa croix centrale entourée d'ifs et de romarins, avait tout-à-fait l'air d'un lieu funèbre. Rendue complètement salubre par le récent établissement de canaux qui recoivent avec promptitude les eaux pluviales, cette cour a pris un riant aspect; la croix restaurée s'élève au milieu d'un parterre de verdure, d'arbustes et de fleurs; d'autres jardins et des plantations d'arbres ont embelli les cours que traversent les malades. Toute cette végétation, qu'on a multipliée autant que possible, récrée la vue et contribue à l'assainissement de l'atmosphère.

Dans la cour St-Martin, des bancs placés sous les arbres et autour d'un parterre, servent au repos des convalescents, ainsi que les bancs disposés le long des allées des préaux ou promenoirs. Cette cour St-Martin, aujourd'hui salubre et agréable, ornée d'une pompe-fontaine de forme gracieuse, était, il y a peu de temps encore, fort négligée, et recelait en outre un foyer d'infection insupportable surtout pendant les chaleurs de l'été. En effet, on avait osé établir dans la partie méridionale de la galerie qui l'entoure, le dépôt des morts, la salle d'autopsies cadavériques, et, qui pis est, la morgue : la morgue d'une grande cité comme la nôtre, introduite dans le cœur de l'hôpital! Etait-ce tolérable? A ce grave inconvénient de la puanteur, d'autant plus forte que ce cloaque était dépourvu de tout moyen d'aération, venait se joindre le désordre causé par l'affluence des visiteurs. Il faut avoir été témoin de cet affreux spectacle; il faut avoir respiré l'air empesté de toutes les localités du voisinage; il faut avoir vu la pénible impression qu'en ressentaient les malades et les convalescents traversant cette cour, pour comprendre combien il était urgent de soustraire l'Hôtel-Dieu à ces influences méphitiques, et de cacher aux yeux des malades ces objets de dégoût et d'horreur.

Afin d'atteindre ce but, il s'agissait non-seulement de séparer la morgue, institution municipale, et ici fort déplacée, de tout contact avec le séjour des malades, mais encore de restaurer la galerie, en transférant sur un autre point le dépôt des morts et la salle d'autopsies cadavériques. Ce fut alors que des demarches actives auprès du maire de Lyon, M. Reveil, eurent enfin un plein succès; ce magistrat éclairé avait immédiatement compris l'opportunité de la réclamation, et, d'après ses ordres, une morgue fut établie dans un bateau amarré au quai de l'Hôpital.

Ce fut alors encore que, sur la demande de l'Administrateur de l'intérieur, on fit rentrer dans le service de l'Hôtel-Dieu une cour louée au public et qui devait agrandir le périmètre de la cour des amphithéâtres; qu'on reprit également possession des maisons dites Aguettant et Linossier, occupées par des locataires qui, de leurs fenêtres, avaient vue sur les salles de dissection et assistaient aux opérations anatomiques.

La cour méridionale de l'Hôtel-Dieu contient la maison destinée au logement des élèves internes, les amphithéâtres de dissection et l'écurie. Cette cour a besoin, plus que toute autre, d'être aérée et tenue avec propreté. Eh bien ! par l'adjonction des locaux dont nous venons de parler, nous avons pu :

1° Reconstruire sur un nouveau plan les amphithéâtres, et améliorer singulièrement leurs conditions de salubrité ;

2° Créer un dépôt des morts spacieux et commode, dérobé à la vue des malades, ventilé notam ment du côté nord ;

3° Construire un hangar bien aéré, pour recevoir le corbillard, qui a heureusement remplacé l'ignoble tombereau employé jusqu'alors ;

4° Loger les hommes de peine ou journaliers, organiser un atelier pour le frère serrurier ;

5° Trouver un emplacement convenable pour l'écurie et les fourrages ;

6° Et dans les divers étages des deux maisons, établir des dortoirs pour les frères, des ateliers pour la confection du linge de la chirurgie, etc.

Au moyen de l'abaissement du mur qui sépare cette cour de celle de l'Ecole de médecine, un courant d'air règne du quai du Rhône à la rue de la Barre et renouvelle incessamment l'atmosphère de cette localité, qui est devenue, autant que possible, exempte de mauvaise odeur.

Une salle de malades, contenant vingt-six lits et fort commode par ses dépendances, a été créée dans un local qui était impropre à tout service : c'est la salle St-Martin, sise au rez-de-chaussée, dont les fenêtres donnent d'un côté sur la cour de ce nom, et de l'autre sur le promenoir.

Outre les fenêtres nouvelles que l'on a pu ouvrir du côté de la rue Bourgchanin, nous avons donné aux salles des opérés et de Ste-Marthe, de St-Charles et de St-Sacerdos, un supplément d'air et de lumière, en rétablissant des fenêtres qui étaient bouchées par la maçonnerie, et en multipliant, dans ces divers locaux, les carreaux de vitres mobiles. Dans ces dernières années, une restauration complète opérée successivement de la salle Montazet à la salle St-Philippe, comprend douze salles, situées l'une au rez-de-chaussée, les autres au premier et au second étages, c'est-à-dire que quatre cent quarante-cinq malades se trouvent chaque jour dans de meilleures conditions de propreté qui augmentent les chances de guérison.

Quant à la salle de clinique chirurgicale ou St-Philippe, elle a été l'objet d'un travail spécial, long, difficile, fort coûteux, mais très utile. Ce local, qui renferme trente-six lits de blessés, n'avait point été primitivement destiné à cet usage. Séparé en trois parties par des murs de refend, il était en outre divisé, au moyen d'un faux plancher, en deux entresols. Les malades installés dans l'entresol inférieur manquaient d'air, malgré les ouvertures pratiquées dans le faux plancher. L'entresol supérieur était converti en une sorte de magasin contenant des matelas et des paillasses, qui s'y trouvaient constamment imprégnés de miasmes délétères émanant de la couche des malades. Un tel état de choses exigeait une réforme radicale. Aujourd'hui cette salle, bien aérée par sept nouvelles fenêtres et des ventilateurs, dégagée des cloisons et de l'entresol qui formaient l'ensemble le plus disgracieux, est devenue par une véritable transformation l'une des plus belles et des plus salubres de l'Hôtel-Dieu.

La façade du côté du promenoir a été, on peut le

dire, non-seulement restaurée, mais véritablement créée; car elle n'existait pas lorsqu'elle ne servait que de point d'appui aux maisons qui y étaient adossées. Percée aujourd'hui de vingt-deux grandes fenêtres, outre la grande arcade vitrée du réfectoire, cette façade, sans être comparable à celle du quai, n'en est pas moins d'une apparence monumentale.

Tous les murs de l'édifice donnant sur les cours ont été remis à neuf. Il a fallu laver et gratter avec des brosses de fer les belles pierres de taille déshonorées par un épais badigeon. On a fait disparaître les vieux crépis des murs, en se bornant à bien mastiquer les joints des pierres et à couvrir le tout d'un lait de chaux. Par ce procédé simple et économique, on a produit une réparation durable, et qui permettra de blanchir, à peu de frais, les murs noircis par l'action de la fumée et du temps.

Le jardin botanique de la pharmacie a été nivelé et préservé, au moyen de canaux, du séjour des eaux pluviales et d'une humidité malsaine. Dans ce jardin deux pierres tumulaires remarquables, dont l'une a été considérée comme celle de la fille d'Young, se dégradaient de jour en jour; elles ont été restaurées.

De grandes améliorations ont été apportées à la cuisine et à ses dépendances, augmentées d'un nouvel office; un ciel-ouvert vitré a rendu les souillardes plus commodes et plus salubres; le beau réfectoire de la communauté a été restauré.

L'église n'a pas été négligée : sombre, froide, humide et réputée, non sans motif, malsaine, elle était peu fréquentée par les habitants du quartier; l'humidité était entretenue dans cet édifice par la terre et les ossements dont ses vastes caveaux étaient remplis. Agissant à la manière d'une éponge, ces amas souterrains conservaient l'eau qui s'y infiltre à chaque crue du Rhône : de là des émanations nauséabondes et délétères. Nous avons extrait 224 mètres cubes de terre et 53 mètres cubes d'ossements de ces caveaux, qui maintenant peuvent être impunément visités par l'eau du fleuve; elle ne fera que les laver sans y séjourner; ils seront d'ailleurs promptement séchés par l'action d'un calorifère dont la construction est terminée, et qui répand une douce chaleur dans l'église et ses dépendances.

Grâce à la démolition des maisons adossées à l'église, on a pu rouvrir ses hautes fenêtres bouchées par la maçonnerie; de sorte que l'air, la lumière et les rayons du soleil du midi ont tout-à-fait corrigé les conditions naguère si insalubres de cet édifice, dont les clochers et la façade ont été restaurés.

Sans les restrictions que nous impose ce cadre purement hygiénique, nous parlerions des embellissements qu'ont reçus les chapelles de l'église, par la restauration des tableaux, par des peintures à la fresque, par l'acquisition d'un précieux reliquaire et de deux groupes en marbre d'une beauté remarquable, éclos sous l'habile ciseau de M. Fabisch. Nous dirions encore que des orgues, dues à la munificence de l'une de nos sœurs hospitalières (la sœur Condamin), contribuent à rehausser l'importance de ce monument religieux. Mais ne nous écartons pas de notre sujet.

Dans la cour Ste-Marie, qui renferme les bains et la buanderie, on a établi deux appareils nommés hydro-extracteurs et destinés à la dessiccation du linge; un séchoir, chauffé par le calorifère Chaussenot, a été disposé au-dessus de la salle des bains. Enfin un appareil spécial, exempt de mauvaise odeur et destiné à essanger les linges des cataplasmes, les bandes et compresses à pansement, a remplacé, dans cette même cour, un autre appareil affecté à cet usage et qui, par sa proximité des salles de malades et sa mauvaise confection, était d'une puanteur repoussante.

L'air de la cour Ste-Marie incessamment imprégné d'humidité répandait dans tout le voisinage, notamment dans les salles de malades, des buées qu'une longue stagnation avait rendues fétides. Cette cour communique avec le quai du Rhône au moyen d'une allée voûtée, large et longue, qui était fermée par une grande porte cochère très rarement ouverte. Il a suffi de lui substituer une grille en fer pour changer entièrement les conditions mauvaises de tout ce quartier de l'Hôtel-Dieu. Le courant d'air qui arrive du quai balaye sans relâche les vapeurs et les chasse dans les régions supérieures de l'atmosphère; il renouvelle à chaque instant l'air confiné de la cour, devenue parfaitement salubre.

Nous avons tiré parti de cette ventilation puissante en faveur d'un établissement tout nouveau: je veux parler du dépôt général du linge sale. Sur vingt salles de malades que comprend l'Hôtel-Dieu, il en est dix qui ont chacune un dépôt de linge sale relégué dans des dépendances tout-à-fait séparées du lieu où couchent les malades. Mais, dans l'intérieur des dix autres salles, on rassemblait ce linge sale dans un cabinet borgne, hermétiquement fermé par une porte qui ne pouvait s'ouvrir sans laisser échapper des bouffées d'un air méphitique. C'était dans ces cabinets que séjournait pendant une semaine entière le linge sali par les malades atteints de fièvres graves, de dyssenterie, etc. Il est facile de concevoir qu'un usage aussi condamnable devait contribuer à empester l'air respiré par les malades, et à exercer sur eux une influence funeste. C'est d'après cette considération qu'un dépôt général pour le linge sale a été créé près de la cour Ste-Marie, ou plutôt de la buanderie. Divisé par des claires-voies, il contient des cases dont le nombre correspond à celui des salles. Là, on apporte tous les matins le linge qu'ont sali huit cents malades : il est mis en ordre sur des rayons à claire-voie élevés de 40 centimètres au-dessus du plancher, et disposés de telle sorte qu'ils sont ventilés de tous côtés par-dessous comme par-dessus, et soumis à l'air abondant versé par la grille du quai du Rhône. Les malades ont pu être ainsi affranchis d'un élément délétère, sans qu'aucun dommage fût à craindre de la création de ce dépôt général, vu les précautions que nous avons prises pour assurer son innocuité.

Parmi les innovations de date récente, il en est une qui excite les vives sympathies et la haute approbation du public : c'est l'ouverture et la disposition du vaste local qui sert aux consultations gratuites et à l'admission des malades. On peut chaque jour en apprécier les heureux effets, surtout si l'on se reporte au temps où il n'y avait, pour l'élève interne préposé au service de la porte et pour les consultations des médecins et des chirurgiens, qu'un cabinet étroit, obscur, d'une puanteur incorrigible, dans lequel les pauvres malades se succédaient avec la plus grande difficulté, à cause du défaut d'espace. Ce spectacle, fort triste par lui-même, offrait d'autres scènes non moins tristes. Dans la galerie qui longe le bureau d'enregistrement des malades et la pharmacie, on voyait tous les jours, et surtout les jours de consultation gratuite, des centaines d'individus, atteints de maladies plus ou moins graves, rester exposés au vent sans pouvoir trouver un abri, en attendant les formalités de leur admission ou la prescription des remèdes. — Les fiévreux et les blessés apportés sur des brancards restaient également, malgré le froid de la mauvaise saison, couchés en plein air. Quelle cause d'aggravation pour les malades affectés de fièvres éruptives, de fluxions de poitrine, etc.! N'est-il pas évident que plusieurs ont senti leur mal se compliquer d'accidents nouveaux pendant ces heures d'attente?

Il fallait, à tout prix, faire cesser un état de choses si indigne de notre Hôtel-Dieu, si compromettant surtout pour la vie des malades. Quelles que fussent les difficultés de l'entreprise, à force d'y penser et de chercher les meilleures combinaisons, je parvins, après de nombreux essais, à vous proposer un plan que vous accueillîtes avec empressement. Enlever à la pharmacie un vaste local qui lui était nécessaire en le remplaçant par un autre encore plus spacieux et plus commode, emprunté à l'une de nos maisons louées au public, telle était la base de l'opération. Dans la prévision des immenses avantages qu'elle promettait, on ne devait être retenu par aucune entrave financière. Commencés en 1850, les travaux furent poussés avec activité et bientôt amenés à leur terminaison. Aujourd'hui, en présence des résultats obtenus et qui répondent si efficacement aux besoins des malades, ne semblerait-il pas que cette salle d'attente et ses dépendances ont toujours été disposées comme nous les voyons? Une salle de 84 mètres carrés de superficie se déploie sous des voûtes de 4 mètres de hauteur, qui facilitent le chauffage entretenu par un calorifère. Des bancs à dossiers et en nombre suffisant reçoivent les malades, un espace reste vacant pour que les brancards contenant les fiévreux et les blessés soient facilement introduits dans cette enceinte. On y compte parfois jusqu'à cinq brancards ou chaises à porteur.

Deux grandes arcades vitrées, donnant sous la galerie de la cour, laissent pénétrer la lumière dans cette salle, où la pureté de l'air est entretenue par une ventilation transversale. Deux cabinets s'ouvrent au fond de la salle : l'un est occupé par les médecins, l'autre par les chirurgiens, les jours de consultation gratuite; et, tous les jours, de neuf heures du matin à trois heures après midi, un médecin, assisté d'un élève interne, préside à l'admission des malades. Ceux-ci, munis de leurs billets, se présentent au bureau d'enregistrement qu'un vestibule joint à la grande salle. Les malades qui doivent recevoir des remèdes gratuits se rendent du côté opposé à la pharmacie, où la prescription est exécutée.

L'Hôtel-Dieu reçoit, chaque jour, de 15 à 60 nouveaux malades : c'est, en chiffre moyen, 36 à 37 admissions par jour. De plus, il donne chaque semaine 400 consultations gratuites à des malades externes, qui obtiennent aussi gratuitement les remèdes dont ils ont besoin.

Eh bien! grâce aux dispositions nouvelles que

nous venons d'indiquer sommairement, l'ordre le plus satisfaisant règne dans tous les détails du service dit de la porte. C'est une des réformes dont l'Administration ait le plus à s'applaudir.

Les grandes réparations faites dans les locaux de la cour d'entrée ont été complétées par la restauration du bureau annexe et du logement des frères portiers, qui est devenu commode et salubre.

En jetant un coup d'œil rapide sur cette longue suite de travaux exécutés dans le but d'améliorer le sort de nos malades et d'accroître autour d'eux les conditions du bien-être, nous avons dû négliger une foule de détails secondaires ; mais il est bon de mentionner que l'Administration a voté des fonds pour la formation d'une bibliothèque à leur usage. Des livres utiles et agréables, écrits dans l'esprit de la religion et de la morale, satisferont précisément à un des préceptes de l'hygiène qui s'occupe des soins de l'esprit comme de ceux du corps. Les cent premiers volumes de cette collection sont dus à la libéralité de M. Brun, libraire de l'Empereur, à Lyon.

Quoique tracée à grands traits, l'esquisse des changements considérables apportés au régime intérieur et à l'état matériel de l'Hôtel-Dieu, suffira peut-être pour démontrer que l'administration n'a reculé ni devant les difficultés, ni devant les dépenses.

Quelle a été leur influence sur la population

hospitalière? La page suivante répond à cette question. Le mouvement de l'Hôtel-Dieu y est représenté dans deux périodes, composées chacune de quinze années : la première s'étend de 1823 à 1837 inclusivement; la seconde part du premier janvier 1838, époque où l'action des travaux d'assainissement a commencé à se manifester, et se termine au 31 décembre 1852.

Mouvement de l'Hôtel-

PREMIÈRE PÉRIODE.

ANNÉES.	RESTANTS	ENTRÉS.	MORTS.	MORTALITÉ	MORTALITÉ PAR PÉRIODE.	SÉJOUR MOY
1823	755	11692	1556	1 sur 7.99		22.13
1824	692	11700	1488	1 — 8.32		20.83
1825	689	13463	1672	1 — 8.46		19.83
1826	748	12769	1809	1 — 7.47		20.28
1827	743	13379	1746	1 — 8.08		20.83
1828	802	13877	1677	1 — 8.75		20.57
1829	787	12149	1801	1 — 7.18		22.99
1830	796	12419	1855	1 — 7.12	1 sur 7.60	22.14
1831	786	12888	1632	1 — 8.37		22.01
1832	738	11987	1652	1 — 7.70		23.16
(a) 1833	869	12447	2047	1 — 6.50		25.57
(a) 1834	819	11490	1851	1 — 6.65		25.43
(a) 1835	856	10603	1691	1 — 6.77		27.25
1836	803	11995	1726	1 — 7.41		25.17
1837	973	12955	1801	1 — 7.66		24.25
	11856	185813	» »			340.44 moyenn
	197669		26004			

(a) 1833 } Constitution médicale morbifique (*).
1834 } Grippe, et, de plus, en 1834, révolte des ouvriers (avril), guerre civil
1835 } Conséquences, etc.

(*) On appelle *constitution atmosphérique* l'état de l'atmosphère, considérée relativement à son influence sur l'économie animale; et *constitution médicale*, le rapport qui existe entre les constitutions atm et les maladies régnantes.

lant deux périodes de 15 années.

SECONDE PÉRIODE.

S.	RESTANTS	ENTRÉS.	MORTS.	MORTALITÉ	MORTALITÉ PAR PÉRIODE.	SÉJOUR MOYEN.
838	896	14161	1627	1 sur 9.25		24. »
839	1001	14162	1631	1 — 9.25		24.50
840	1034	14507	1838	1 — 8.33		24.50
841	1040	14902	1826	1 — 8.66		23.50
842	983	14656	1770	1 — 8.83		24.06
843	1010	14582	1779	1 — 8.76		23.87
844	994	13763	1615	1 — 9.12		24.86
845	938	13678	1576	1 — 9.20	1 sur 9.03	24.86
846	1010	14516	1674	1 — 9.25		24.20
847	1052	14480	1907	1 — 8.11		24.86
848	1050	14008	1671	1 — 9. »		26.86
849	1046	13923	1594	1 — 9.50		26.33
850	1050	14878	1645	1 — 9.75		24.80
851	1065	15213	1734	1 — 9.38		24.60
852	1021	15635	1806	1 — 9.22		24.37
	15190	216864	» »			370.17 moyenne 24.68
	232054		25693			

840 Grande inondation dont les conséquences se sont fait sentir pendant les années s

846 et } Constitution médicale maligne et meurtrière.
1847 } Insuffisance de récolte, cherté des blés ; misère, maladies, mortalité plus grande.

848 } La révolution de Février 1848 explique le séjour prolongé pendant cette année et
849 } la suivante.

851 } Les inondations survenues pendant ces deux années peuvent expliquer les décès
852 } en plus.

RÉCAPITULATION.

PÉRIODES.	MALADES — RESTANTS et ENTRÉS.	MALADES — MORTS.	
Première . .	197669	26004	Sur 100 malades traités, il en est mort. 13
Deuxième. .	232054	25693	— 100 — — — 11
Suivant les proportions, la 2me période aurait dû donner		30527	Dans la 2me période : Malades traités en plus . . 34[illegible]
Elle n'a donné que . . .		25693	— morts en moins. . [illegible]
Différence.		4834	

On remarque de prime-abord, dans l'une et l'autre de ces périodes, certaines années où la mortalité plus forte provient de causes faciles à apprécier : 1833, influence d'une constitution médicale mauvaise; 1834, continuation de cette influence, et de plus guerre civile dont les suites se font sentir pendant l'année suivante; grande inondation de 1840, conséquences immédiates et secondaires pendant les deux années suivantes; 1846 et surtout 1847, constitution médicale maligne, dont les effets funestes sont mis en évidence à l'Hôtel-Dieu comme à l'hospice de la Charité; 1847, insuffisance des récoltes, cherté des blés, misère, maladies plus nombreuses et plus graves; 1848 et 1849, révolution de Février et son action désastreuse; 1851 et 1852, inondations répétées, etc.

En comparant ces deux périodes, on est surtout frappé du grand nombre de malades traités en plus pendant les quinze dernières années. Leur excédant sur ceux des quinze premières années est de 34,385, et cependant le chiffre des décès présente en moins, d'une manière absolue, une diminution de 311.

Ce nombre d'admissions, infiniment plus grand, s'explique par le placement des malades de la classe ouvrière dans les salles antérieurement occupées par les militaires, et en outre par la création de nouvelles salles.

Pendant la première période, le séjour moyen des malades a varié de 19 à 27 jours, et en définitive a été de 22.70. Pendant la seconde période, il s'est presque toujours maintenu à 24 jours, sauf deux années où il est descendu à 23 jours, et deux autres années où il s'est élevé à 26 jours, ce qui était le résultat des désordres sociaux de 1848 et 49 : somme toute, il a été pour les quinze dernières années de 24.68. Quelles sont les raisons de cette augmentation du séjour moyen, alors que la mortalité a éprouvé une si notable diminution? Nous croyons expliquer cette différence en faisant observer que beaucoup de malades se trouvant dans de meilleures conditions, ont cherché à retarder le moment de leur sortie; que les opérations chirurgicales se sont beaucoup multipliées depuis quinze ans sur des malades qu'on aurait immédiatement renvoyés sans entreprendre de les opérer; et qu'enfin beaucoup d'individus ayant été guéris de maladies auxquelles ils auraient succombé, ont dû nécessairement rester longtemps dans nos salles avant la terminaison d'une convalescence parfois difficile et lente.

Dans la première période, sur 197,669 malades, 26,114 sont morts.

Dans la seconde, le nombre des malades a été de 232,054, et celui des morts de 25,693.

C'est-à-dire que dans la première période il y a 1 décès sur 7.60 malades, et dans la deuxième 1 décès sur 9.03.

En d'autres termes, quand, dans la première période, 100 malades donnent 13.15 morts; le même nombre de malades ne donne, dans la seconde, que 11.07 morts.

Enfin, suivant une règle de proportion, la seconde période aurait dû présenter. . . 30,527 décès.

Elle n'en a donné que. . . . 25,693

C'est une différence de. . . . 4,834

Les nombreux travaux d'assainissement à peine terminés et qui ne datent, pour ainsi dire, que d'hier, n'ont pas encore produit dans le présent les effets salutaires que nous sommes en droit d'en attendre; ceux-ci ne seront appréciables que dans le cours des années subséquentes.

Mais, en attendant, il est de toute évidence que voilà 4,834 malades arrachés à la mort et qui auraient inévitablement, fatalement succombé, s'ils n'avaient pas été placés dans un milieu plus salubre et entourés de plus de chances de guérison.

A quoi peut-on attribuer ce beau et consolant résultat? est-ce à une meilleure qualité du bouillon et des aliments? est-ce à une meilleure préparation des médicaments? Mais il n'y a pas eu de changement appréciable dans les régimes culinaire et pharmaceutique. Serait-ce à des soins plus habilement prodigués aux malades de la part des médecins et des chirurgiens? Ce n'est certes pas l'auteur de ce travail qui refusera un tribut d'estime et un sincère hommage à leur talent et à leur zèle. Que pendant ces quinze dernières années les progrès de la science se soient fait sentir à l'Hôtel-Dieu, que les bienfaits de l'art de guérir y aient été prodigués, nul ne le conteste. Toutefois n'est-il pas juste de reconnaître que les années précédentes n'ont pas été déshéritées de ces précieux secours, et qu'à toutes les époques on a pu, avec vérité, citer l'Hôtel-Dieu de Lyon comme étant un des hôpitaux où la médecine et la chirurgie sont exercées avec le plus de science et de conscience?

Force est donc d'attribuer cette satisfaisante augmentation des cures, cette notable diminution des décès à sa véritable cause, à l'accroissement des conditions de salubrité et à leur puissante influence sur la vie des hommes.

Ce succès est sans doute le plus beau que puisse ambitionner une administration hospitalière; il ne doit pas nous étonner, car les travaux d'assainissement entrepris et poursuivis dans d'autres hôpitaux avaient dû nous servir d'enseignement.

C'est ainsi, par exemple, que l'Hôtel-Dieu de Paris voyait sa mortalité diminuer au fur et à mesure que l'air y pénétrait avec plus de liberté et d'abondance, par suite de la démolition successive des hautes maisons dont il était entouré.

C'est ainsi qu'à l'Hôpital militaire de Lyon le nombre des guérisons s'est accru dans une proportion égale à l'augmentation de la ventilation et des autres bonnes conditions hygiéniques.

Les preuves, du reste, à l'appui de cette vérité sont tellement considérables et frappantes, qu'il serait superflu de s'y arrêter davantage. Hippocrate appelait l'air l'aliment de la vie; disons plus : dans les hôpitaux, l'air, pour la masse des maladies, est le médicament par excellence; dans ces asiles de la douleur, la médecine rend encore plus de services en indiquant les améliorations hygiéniques nécessaires, qu'en distribuant des remèdes tirés de la pharmacie. Il est donc certain que l'espace, l'air, la lumière et le soleil que vous avez achetés, vous ne les avez pas payés trop cher. Rien n'est cher, en effet, quand il s'agit de bien faire et de sauver la vie des hommes. A quoi donc servirait l'argent s'il n'était pas employé à doter un hôpital, asile de tant d'infortunes, à le doter largement de son élément essentiel, la salubrité, qui allége les souffrances, multiplie les guérisons et conjure la mort!

L'Hôpital militaire dont nous venons de parler était environné de terrains occupés par des maisons formant obstacle à la circulation de l'air, à l'accès du soleil. Le Ministre de la guerre consacre 500,000 francs à l'acquisition de ces entours, pour y faire raser les maisons et planter des arbres. Cette dépense si généreuse et si féconde, puisqu'elle a eu pour objet la conservation de la vie de nos soldats, n'a-t-elle pas excité une vive et unanime sympathie? C'est un tel exemple que vous avez heureusement suivi.

A propos de la mortalité, nous avons dû rechercher si elle éprouvait des variations sensibles provenant de l'influence des étages. Dans cet examen d'une grande importance, nous n'avons point fait entrer les observations relatives au mouvement des salles placées sous les combles, attendu qu'un travail spécial qui les concerne a été consigné dans mon rapport de 1846, et qu'il serait au moins superflu de le reproduire ici. Essayons d'éclaircir la question.

Lorsque pendant les temps de guerre ou d'épidémie la nécessité a fait transformer en hôpitaux temporaires des édifices très mal disposés pour cette destination, il a été de remarque constante que les étages supérieurs devenaient promptement pernicieux. En voici quelques exemples qui en résument beaucoup d'autres :

A Newport de Rhode-Island, sept temples de divers cultes, mais à peu près de même structure, avaient été convertis en hôpitaux pour les malades et les blessés de l'armée française (1780) ; le docteur Coste (depuis premier médecin des armées et inspecteur général du service de santé) reconnut combien était funeste aux malades couchés dans les tribunes, l'action des vapeurs méphitiques s'élevant du sol de la nef. Ils mouraient en plus grand nombre que ceux placés au-dessous.

M. Villermé, membre de l'Institut, a constaté, pendant sa carrière de médecin militaire, les mêmes faits à l'hôpital d'Ulm en 1805, et à celui de Culm en 1807. Mais il exerçait alors au milieu d'hôpitaux improvisés et analogues à ceux de Newport.

Cependant les hôpitaux les mieux conditionnés présentent-ils, quoique à un degré très affaibli, des proportions différentes dans la mortalité suivant la différence des étages? L'opinion assez généralement admise répond par l'affirmative.

Le docteur Hunter, médecin de l'hôpital de Brown-Low-Street, avait observé que sur deux salles, l'une supérieure, l'autre inférieure, exactement de mêmes dimensions, à nombre égal de malades, et dans des circonstances absolument semblables, la mortalité avait été plus forte dans celle d'en haut, et qu'elle ne s'était remise au pair, suivant l'expression de Tenon, que lorsque le nombre des malades eut été diminué dans celle de l'étage supérieur.

Dans le rapport fait au Conseil général des hôpitaux de Paris, en 1816, par M. le marquis de Pastoret, on lit, page 23 : « La mortalité (de l'Hôtel-« Dieu) s'est toujours trouvée plus forte dans les « salles supérieures, là où des salles égales étaient « l'une sur l'autre. C'est une observation importante « à faire pour la construction des hôpitaux. »

Si l'expérience démontrait la certitude de cette assertion dans son inexorable rigueur, s'ensuivrait-il que tous les étages supérieurs d'un hôpital devraient être abandonnés? Non, sans doute; cela veut dire qu'ils réclament une surveillance attentive et des précautions particulières. « On augmente les dimensions d'une salle, dit le docteur Coste, en diminuant le nombre de ses malades. Cette opération est plus naturelle et moins coûteuse que le ridicule parti d'agrandir la salle supérieure, afin que, contenant autant de malades que celles du premier étage, l'air y soit plus abondant (1). » Telle est également l'opinion de M. Villermé. Ce savant médecin, dont les travaux de statistique font autorité, a bien voulu me donner sur ce point des explications verbales. « On ne saurait inférer, disait-il, de mes observations recueillies au milieu de circonstances extraordinaires et tout-à-fait exceptionnelles, des principes exagérés qui n'ont jamais été dans ma pensée. »

Ainsi donc, loin de frapper d'anathème les étages supérieurs, M. Villermé les admet comme nécessaires et exempts de reproche dans un hôpital bien ordonné et dirigé suivant les lois de l'hygiène. Cependant on continue à répéter sur parole, que dans la plupart des hôpitaux à plusieurs étages la mortalité est, toutes choses égales d'ailleurs, plus grande dans les étages du haut que dans les autres (2).

Sans vouloir combattre cette proposition trop absolue par les dénégations explicites de beaucoup de médecins et d'administrateurs, qui ne la trouvent point justifiée dans les nombreux hôpitaux que j'ai récemment visités soit à Paris, soit dans les départements, j'ai abordé, libre de toute idée préconçue, l'étude comparative des mouvements de nos salles de l'Hôtel-Dieu de Lyon, excepté les salles établies sous les combles, et cela par les motifs déjà exposés.

(1) COSTE, premier médecin des armées, art. HÔPITAL, *Dict. des Sciences médicales*, t. XXI, page 444.

(2) M. Michel LÉVY, *Traité d'hygiène publique et privée*, t. II, page 614. — 2 vol. in-8, 1850.

Déterminer exactement, dans un grand hôpital, toutes les causes de la mortalité, constater l'influence bonne ou mauvaise que peuvent exercer sur la vie des malades les différentes salles, par le seul fait de leur situation à des étages différents, c'est une entreprise fort difficile et même souvent impossible. En effet, pour que ces recherches donnent des résultats d'une valeur réelle, n'exigent-elles pas une réunion de circonstances assez rare? ne faut-il pas que les salles qu'on se propose de comparer, par rapport à leur mouvement et à leur mortalité, offrent entre elles une parfaite similitude, hormis sur un point, la différence de l'étage? Eh bien! les éléments nécessaires à la solution du problème sont à notre disposition, tâchons d'en faire sortir la vérité.

A l'Hôtel-Dieu de Lyon, les femmes atteintes de maladies aiguës et chroniques sont réparties, sans aucune distinction, sans aucun triage, dans deux divisions principales, l'une au premier étage, l'autre au second. Elles y sont traitées par des médecins de la même école, ayant une pratique analogue et dignes également de la confiance dont ils sont investis.

La première division se compose des salles dites des Quatre-Rangs, disposées en forme de croix et s'ouvrant, nous l'avons dit, par de larges arcades dans le vestibule spacieux du petit dôme, moyen efficace d'assainissement.

Ces salles, parfaitement aérées par des ventilateurs, par de hautes fenêtres opposées et par les trappes établies dans toute la longueur du plafond, contiennent 28, 52, 54 et 55 lits, en tout 189 lits. Ce sont donc de petites salles, telles que les demandent les auteurs modernes. Sises au premier étage, donnant de chaque côté sur des cours dont l'air est sans cesse renouvelé, ces quatre salles reposent sur les voûtes des galeries du rez-de-chaussée, ainsi que sur les bureaux de l'économat, les archives, la salle du Conseil, la pharmacie, etc. C'est dire assez qu'elles ne peuvent être exposées à l'action d'aucune émanation délétère provenant de l'extérieur.

Quant à la seconde division, elle est comprise tout entière dans une seule pièce, de la contenance de 120 lits, réduits aujourd'hui à 116: c'est la salle St-Charles. Exposée au levant et au couchant, percée de nombreuses fenêtres opposées, munie de ventilateurs, cette salle est claire, d'un bel aspect, et nous la tenons pour très salubre. Cependant, si l'on s'en rapporte aux idées théoriques dominantes de nos jours, la salle St-Charles doit être fort dédaignée, bien plus, doit être formellement condamnée, par la raison qu'elle abrite un trop grand nombre de malades, et qu'enfin elle est une de ces grandes salles qui, dit-on, heurtent les principes de l'hygiène. Elle doit encourir un autre reproche, motivé par sa situation au deuxième étage où elle est superposée à la salle St-Sacerdos, toujours occupée par 118 blessés. N'est-il pas admis que les miasmes qui se dégagent par les fenêtres du premier étage, doivent monter dans l'étage supérieur, et y porter nécessairement des germes morbifiques? Voilà, du moins, ce que répètent les livres d'une manière absolue. Après de nombreuses recherches et des calculs assez multipliés, nous avons pensé que le tableau suivant ne serait pas dénué d'intérêt.

Mouvement et mortalité dans l[...]
pendant une période de 9 an[...]

		ENTRÉES.	MORTES.
Premier étage, 189 lits.	Première salle, 28 lits.	2585	453
	Deuxième salle, 54 lits.	5081	794
	Troisième salle, 55 lits.	5456	960
	Quatrième salle, 52 lits.	6061	1022
Second étage, 116 lits.	Salle St-Charles, 116 lits.	12371	2002

	ENTRÉES.	MORTES.
Salles des 1res, 2mes, 3mes et 4mes femmes.	19183	3229
Salle St-Charles	12371	2002

salles des Femmes fiévreuses, de 1844 à 1852.

MORTALITÉ.	MORTALITÉ PAR %.	SÉJOUR MOYEN.
1 sur 5.70	17.52 sur 100	35 3/5
1 — 6.39	15.62 — 100	35 »
1 — 5.68	17.59 — 100	33 1/9
1 — 5.93	16.86 — 100	28 1/6
1 — 6.17	16.18 — 100	29 3/4

ENTRÉES.	MORTES.		
Soit pr 19183	3229	Au premier étage, mortalité plus forte de 125 qu'au second.	soit 16.83 sur %
Soit pr 19185	3104		— 16.18 — %

Comme la salle St-Charles a été constamment occupée par des hommes jusqu'au 24 octobre 1840, il nous a paru convenable de comparer son mouvement avec celui d'une autre division semblable, située au premier étage, la salle St-Bruno, dont les conditions de salubrité sont également bonnes.

Nous avons choisi une période de sept ans, pendant laquelle ces deux divisions étaient dirigées par deux médecins amis, qui se communiquaient leurs observations et qui avaient l'habitude d'une thérapeutique habile, expérimentée et identique autant que possible.

uvement et mortalité des Hommes fiévreux, de 1834 à 1840 inclusivement.

PREMIER ÉTAGE.				SECOND ÉTAGE.			
SALLE St-BRUNO. — 110 Lits.				SALLE St-CHARLES. — 120 Lits.			
NÉES.	RESTANTS	ENTRÉS.	MORTS.	ANNÉES.	RESTANTS	ENTRÉS.	MORTS.
1834	92	698	165	1834	103	1859	361
1835	19	1488	252	1835	117	1550	250
1836	51	1830	268	1836	90	1874	307
1837	100	1840	262	1837	100	1971	311
1838	66	2073	235	1838	91	2158	257
1839	90	2192	225	1839	105	2143	259
1840	96	2040	255	(b) 1840	98	2147	265
	514	12161	»		704	13702	»
	12675		1662		14406		2010

	RESTANTS et ENTRÉS.	MORTS.	
emier étage. .	12675	1662	Sur 100 malades, il y a eu 13.95 morts. C'est 1 mort sur 7.16.
cond étage. . .	14406	2010	Sur 100 malades, il y a eu 13.11 morts. C'est 1 mort sur 7.62.

) En 1834 et 1835, réparations dans la salle St-Bruno, ce qui explique la diminution des ssions et le petit nombre des malades restants au 31 décembre de l'année 1835.

) Le 24 octobre 1840, les hommes fiévreux sont remplacés, dans la salle St-Charles, par les ies fiévreuses.

Ces deux tableaux donnent lieu à plusieurs remarques : on voit d'abord une différence assez sensible dans la mortalité des femmes fiévreuses réparties en quatre salles du premier étage, bien que celles-ci paraissent être dans des conditions hygiéniques semblables.

Cette mortalité, différente dans quatre salles égales du premier étage, est-elle moindre que dans la salle St-Charles, située au second ? Non, puisque c'est évidemment tout le contraire.

Il est vrai que, dans le second tableau relatif aux hommes fiévreux, la salle St-Charles ne conserve pas son avantage sur la salle St-Bruno. Alléguera-t-on que la différence, dans ce cas, est l'effet de l'influence de l'étage ? Mais cette supposition serait gratuite ; car, dans les quatre salles du premier étage comparées entre elles, on observe parmi les femmes fiévreuses une mortalité différente et à un degré plus marqué. Nous pouvons ajouter que dans la salle St-Paul (femmes blessées), sise au second étage au-dessus de la salle St-Louis (hommes blessés), il n'y a pas la moindre apparence d'une influence morbifique produite par des émanations venant de l'étage inférieur.

Les résultats de nos recherches sur une question qu'il était important d'étudier, et à laquelle nous avons consacré du temps et des soins, nous mettent en mesure d'affirmer que, dans l'Hôtel-Dieu de Lyon, l'influence des étages sur les chances de guérison ou de mort ne saurait être constatée.

Dans un grand hôpital, les causes de la mortalité sont multiples, complexes et parfois obscures à tel point qu'elles échappent à l'observation la plus sévère. Nous nous bornerons à dire que, indépendamment des influences bonnes ou mauvaises produites par le régime hygiénique et thérapeutique, il faut compter pour quelque chose l'activité plus ou moins grande que le médecin donne au mouvement de la salle qui lui est confiée. Pour ceux qui ont, comme vous, Messieurs, l'habitude des hôpitaux, cet aperçu n'exige aucun commentaire.

Quoique nous ayons acquis cette conviction consolante, que, dans notre Hôtel-Dieu, les malades admis au second étage, ne se trouvent pas dans des conditions plus défavorables que ceux qui occupent le premier, nous avons voulu confirmer nos observations par celles que pouvait nous fournir l'Hôpital militaire de notre ville. Remarquable par sa bonne tenue et la régularité de son service, cet établissement a des salles sises à des étages différents, égales d'ailleurs entre elles, et qui reçoivent des malades à peu près du même âge, soumis au même genre de vie.

Les officiers de santé en chef de cet hôpital, qui ont tous parcouru une longue carrière éclairée par l'étude et l'observation, MM. Peysson et Delocre, MM. Brée et Angelot, ont toujours reconnu dans l'Hôpital militaire de Lyon, comme dans les autres hôpitaux régulièrement installés où ils ont passé leur vie, que, les salles des différents étages étant dotées de conditions hygiéniques également bonnes, les chances de guérison se montraient tout aussi favorables au second étage qu'au premier. Ils n'adoptent donc point une théorie que leur longue expérience n'a jamais vue sanctionnée par des faits.

Mais un renseignement que je tiens de MM. Peysson et Delocre, doit être mentionné : la mortalité, en général très faible parmi les militaires admis dans cet hôpital, a pris quelquefois des proportions si effrayantes dans les salles du deuxième étage, que ces salles, vides une partie de l'année, donnaient tout-à-coup un chiffre de mortalité plus grand que celui des salles du premier étage, toujours habitées par les malades. Cette disproportion était tellement extraordinaire qu'elle dépassait toutes les suppositions. Ainsi, par exemple, si une salle du premier étage, toujours occupée, avait donné un chiffre de mortalité représenté par vingt-cinq, la salle supérieure, quoique inoccupée pendant un ou deux trimestres, présentait un chiffre égal à quarante ou cinquante-cinq.

Il est évident que, si l'on se bornait à faire ici de simples calculs d'arithmétique, d'étranges inductions conduiraient à d'étranges erreurs. Voici l'explication bien simple de l'énorme différence qui, de prime abord, paraît incompréhensible : les salles du deuxième étage, surabondantes en temps ordinaire, restent vacantes une partie de l'année; elles ne s'ouvrent et ne s'emplissent que lorsque des épidémies viennent à sévir sur la garnison : dans ces circonstances elles sont envahies par des masses de malades qu'on y transfère de tous les quartiers, et dont les affections ne sont pas seulement graves, mais souvent foudroyantes. Or, c'est dans la première période des épidémies que la mort frappe ses coups les plus prompts et les plus multipliés. Qui ne se rappelle que les mille premiers individus atteints du choléra en 1832, et apportés dans les hôpitaux de Paris, succombèrent presque tous, soit en peu de jours, soit même en peu d'heures (1)? et à Lyon, lors de l'inondation de 1840, ne vit-on pas une épidémie catarrhale, accompagnée de symptômes d'une malignité violente, décimer notre garnison? L'hospice de la Charité devint une succursale de l'Hôpital militaire, insuffisant aux besoins. Eh bien! pendant le premier mois la mortalité fut terrible parmi nos braves soldats; des hommes jeunes et vigoureux expiraient après quelques jours ou seulement quelques heures de souffrances, comme sous le coup d'une intoxication (2). Cette première

(1) Rapport sur le choléra-morbus de Paris, présenté à M. le Maire et au Conseil municipal de Lyon par MM. Trolliet, de Polinière et Bottex, médecins des hôpitaux, formant la Commission envoyée à Paris par la ville de Lyon, et désignés par l'Intendance sanitaire et la Société de Médecine. In-8°, mai 1832.

(2) Rapport fait, en 1841, à la Société de Médecine de Lyon par M. de Polinière, médecin de l'hospice de la Charité. — Voir les Mémoires de la Société médicale d'émulation. In-8°, Lyon, 1841.

période de l'épidémie, une fois passée, les malades affluaient toujours, les symptômes de la maladie étaient toujours du même caractère; mais l'art avait retrouvé sa puissance, et la mortalité rentrait dans ses limites ordinaires. Tel est le tableau qu'ont présenté quelquefois, mais à un moindre degré d'intensité, les salles du deuxième étage de l'Hôpital militaire de Lyon. Ce n'est donc pas une influence méphitique provenant des étages inférieurs qu'on pourrait accuser de tels ravages.

Revenons à notre Hôtel-Dieu. Les salles de femmes en couches offrent un mouvement trop remarquable pour n'être pas mis sous vos yeux.

Femmes en couches et naissances, de 1840 à 1852.

ANNÉES.	FEMMES EN COUCHES.		ENFANTS NÉS.		OBSERVATIONS.
	ENTRÉES	MORTES.	ENTRÉS.	MORTS.	
1840	617	6	551	38	
1841	514	6	491	31	
1842	654	7	597	39	
1843	651	6	622	47	
1844	657	5	611	39	
1845	637	15	594	44	Fièvre puerpérale.
1846	695	3	631	35	
1847	687	16	642	41	Fièvre puerpérale.
1848	744	11	683	43	
1849	672	11	613	35	
1850	638	12	596	37	
1851	683	11	635	42	
1852	631	14	589	44	
	8480	123	7855	515	

La mortalité est de 1 sur 68.94.

En d'autres termes : sur cent femmes en couches on compte 1.45 décès; pendant les cinq dernières années, 1.75.

Enfants nés : sur cent enfants, on en compte 6.55 morts-nés.

Il y a eu, en 1845, une épidémie de fièvre puerpérale; on n'en avait point vu pendant les dix années précédentes. Cette même épidémie devait nécessairement se reproduire sous la maligne influence de la constitution médicale de 1847, dont les effets désastreux, très évidents à l'Hôtel-Dieu, ne le sont pas moins à l'hospice de la Charité, ainsi que vous pourrez bientôt vous en assurer.

Pendant les cinq premières années, de 1840 à 1844, la mortalité est représentée par des chiffres sur lesquels on ne doit pas se faire illusion : plusieurs accouchées, atteintes d'accidents consécutifs, de métro-péritonites, par exemple, terminées par la mort, furent transportées dans une infirmerie voisine, dont le mouvement reste étranger à celui des salles d'accouchement. Ces cinq premières années n'ont donc pas été plus favorisées que les cinq dernières. Quoi qu'il en soit, on peut dire que, malgré cette légère différence, la mortalité se maintient bien au-dessous de celle qui règne dans les hospices de maternité, en général.

Cet heureux résultat doit être attribué à deux causes : la salubrité du local, et la patience de nos sœurs hospitalières chargées du soin des accouchements. Expérimentées et prudentes, elles savent attendre et laissent à la nature le temps de déployer ses ressources. Elles se contentent d'aider avec réserve le travail, sans vouloir hâter, par les moyens de l'art, le cours normal de l'acte de la parturition (1).

Si, en embrassant d'un coup d'œil le mouvement comparatif de ce bel hôpital dans les deux périodes mises en regard, vous avez à vous applaudir de la diminution de la mortalité ramenée de 1 sur 7 à 1 sur 9, vous devez éprouver le désir de faire plus. Les améliorations opérées ne sont qu'un motif d'encouragement à de nouvelles entreprises.

Dans plusieurs de nos salles, les lits des malades sont trop serrés; c'est une nécessité de les espacer, en laissant entre eux un intervalle d'un mètre. On ne saurait se faire une idée de l'effet salutaire que peut produire la soustraction de quelques lits dans une salle de malades. En voici un exemple : Dans les hôpitaux militaires de Metz et de Strasbourg, on avait à déplorer une mortalité qui dépassait les proportions ordinaires. L'intendance finit par se rendre aux conseils des médecins : ils demandaient la suppression de deux rangs de lits dans les salles peu aérées, qui en contenaient quatre

---

(1) Voir le *Traité de la Salubrité dans les grandes villes*, par MM. Monfalcon et de Polinière. 1846, in-8.

rangs. Depuis l'exécution de cette mesure intelligente, le chiffre de la mortalité diminua d'un quart et presque d'un tiers.

Les salles de l'Hôtel-Dieu de Lyon n'exigent pas une réforme aussi radicale. Dans la plupart, il est vrai, les lits sont trop serrés ; ils devraient tous être séparés, disons-nous, par un intervalle d'un mètre. Ce plus grand espacement est fort désirable pour le bien-être des malades, comme pour la facilité du service, notamment dans les salles de chirurgie. On arrivera plus tard, nous n'en doutons pas, à réaliser ce vœu exprimé depuis longtemps. Mais, en attendant, les conditions actuelles sont-elles aussi mauvaises que le pensent les étrangers à la vue de nos lits trop serrés? Cette question est tellement importante, que, sans chercher à faire ici un traité d'hygiène, je crois nécessaire de m'y arrêter quelques instants.

Je n'ai jamais pu lire sans en être frappé un passage du savant Pringle, conçu en ces termes : « A l'égard de la disposition des hôpitaux, pour y conserver la pureté de l'air, la meilleure règle est d'admettre dans chaque salle si peu de malades, qu'une personne, qui ne connaît pas le danger du mauvais air, croirait qu'elle en pourrait contenir le double ou le triple........ Une expérience constante démontre qu'en peu de jours l'air se corrompt dans des salles trop pleines et où l'air est renfermé....... J'ai toujours remarqué que les salles dont on ne pouvait exclure l'air extérieur à cause que les fenêtres étaient brisées, se trouvaient les plus saines (1). »

Les réflexions judicieuses de ce profond observateur ne doivent jamais être oubliées. Bien que le médecin anglais eût surtout en vue les hôpitaux improvisés pendant la guerre et à l'occasion des épidémies, il plaide également la cause des hòpitaux régulièrement installés. Cependant l'ordre, l'économie, la nécessité de pourvoir à de nombreux besoins au moyen d'un service facile, exigent qu'on ne perde pas inutilement l'espace et que les lits soient rapprochés; telle est la force des choses. Jusqu'à quel point ce rapprochement des lits est-il permis pour concilier l'intérêt des malades avec la régularité et la promptitude du service? c'est là ce qu'il importe de déterminer.

D'après les travaux de l'Académie des sciences, les expériences et les calculs de Lavoisier, de Tenon, de Guyton de Morveau, de Carmichaël Smith, de Hœberl, etc., un malade doit avoir à respirer 52 mètres cubes d'air pur, et un convalescent 48 mètres cubes (2). Tenon demandait sept toises cubes pour chaque malade, c'est-à-dire 56 mètres cubes,

---

(1) Baronnet Pringle, *Observations sur les maladies des armées*, t. I, p. 201-202, trad. sur la 7e édition anglaise; 2 vol. in-12, 1771.

(2) Baron de Gérando, *De la bienfaisance publique*, t. IV, p. 336. 4 vol. in-8, 1839.

et six toises et demie pour chaque convalescent.

Ces calculs, souvent controversés, ont été singulièrement réduits par suite d'expériences plus récentes. « Si le même air ne doit être respiré qu'une seule fois, dit M. Péclet, la quantité d'air nécessaire à un seul individu est, pour une heure, de 787 centimètres cubes, et pour 24 heures, de 18 mètres 88 centimètres cubes. Si l'on ne voulait pas user pour la respiration l'air saturé par la transpiration cutanée, il faudrait, dans les mêmes conditions et pour le même temps, 166 mètres cubes ; mais c'est là une limite extrême qu'il est rarement nécessaire d'obtenir (1). » On peut donc prendre pour base les premiers chiffres, c'est-à-dire 18 mètres 88 centimètres cubes.

L'Administration de la guerre paraît les avoir adoptés, puisque le règlement pour le service des hôpitaux militaires du 1er avril 1831, ne demande, selon les idées de M. le docteur Bégin, inspecteur général, que 20 mètres cubes pour chaque malade fiévreux ou blessé, et 18 mètres cubes pour chaque galeux, vénérien ou convalescent. Mais ce volume, suffisant en thèse générale, nous semble exiger le renouvellement fréquent et facile de l'air confiné (2).

---

(1) TENON, 4e *Mémoire*, page 193. — M. PÉCLET, *Traité du calorique et de ses applications*. — M. LAMOTHE, *Nouvelles études sur la législation charitable*. In-8, 1850.

(2) M. Michel LÉVY, *Traité d'hygiène publique et privée* ; 2 vol. in-8. Paris, 1859.

Ceci posé, examinons quelles sont les conditions de nos salles, par rapport au volume d'air attribué à chaque malade et au renouvellement de l'atmosphère confinée.

Le tableau qui suit répond à la première partie de cette demande (1).

---

(1) Ce tableau, dressé par M. l'architecte des hôpitaux et modifié depuis peu, par suite de quelques diminutions dans le nombre des lits et de la création récente de deux salles de malades, figure dans l'intéressant ouvrage de M. le professeur POINTE, intitulé : *Histoire topographique et médicale du grand Hôtel-Dieu de Lyon*. 1843, grand in-8.

Tableau comparatif des salles de l'Hôtel-Dieu, considérée sous le rapport de la quantité d'air dont les malades disposent dans chacune.

SALLES.	NOMBRE des MALADES	LONGUEUR.	LARGEUR.	HAUTEUR.	QUANTITÉ DE MÈTRES CUBES par malade
		m. c.	m. c.	m. c.	m. c.
1. F. fiévreuses	28	22 50	11 10	7 20	64 22
2. F. fiévreuses	54	38 20	10 88	7 06	54 54
3. F. fiévreuses	55	40 00	10 90	7 20	57 17
4. F. fiévreuses	52	35 90	10 98	7 20	54 58
Montazet	19	18 10	11 23	6 90	73 81
St-Sacerdos	116	66 30	15 06	7 70	66 28
St-Charles	110	66 48	15 10	6 08	55 31
St-Louis	118	67 20	15 09	7 70	66 17
St-Paul	120	68 05	15 10	6 30	53 94
Hommes opérés	27	16 56	13 30	7 70	53 36
Ste-Marthe	27	17 35	15 40	6 22	61 55
F. en couches	26	30 95	8 40	5 09	50 90
St-Jean	27	32 74	10 90	5 45	72 03
Ste-Anne	26	30 90	8 90	6 56	69 38
St-Bruno 1re salle	50	38 15	14 05	6 66	71 39
St-Bruno 2me salle	50	38 12	14 40	6 80	74 65
St-Maurice (Clinique hommes)	107	31 74	11 30	5.26 Hauteur du point le plus élevé de la charpente. 3.28 Hauteur du mur, à partir de la charpente.	69 11
Ste-Marie		35 50	14 10	5.50 Hauteur principale. 3.28 Hauteur du mur.	
Clinique des femmes	20	35 28	7 12	5.16 Hauteur principale. 3.52 Hauteur du mur.	54 50
St-Roch	26	31 00	8 23	6.75 Hauteur principale. 3.45 Hauteur du mur.	50 04
St-Martin	26	32 00	8 32	7.18	73 52
St-Philippe	36	41 80	8 70	7.10	71 72

On voit que toutes nos salles, même celles qu'on a établies sous les combles, sont pourvues d'un volume d'air très abondant et qui dépasse de beaucoup les limites fixées par les calculs les plus sévères. Il est donc évident que la plupart des hôpitaux civils et militaires, soit de Paris, soit des autres villes de France, sont à cet égard moins bien partagés que notre Hôtel-Dieu.

Quant au renouvellement de l'air, il s'y opère d'une façon prompte, facile et sans préjudice pour l'état des malades. Toutes les salles (j'excepte celles des combles) ont deux rangées de fenêtres opposées, qui occupent plus du tiers de l'étendue totale de la muraille à laquelle elles appartiennent. En voici les types principaux :

Salles St-Sacerdos et St-Louis.

	m.	c.
Du parquet à l'accoudoir, hauteur. .	1	60
Largeur de la fenêtre	2	14
Hauteur de la fenêtre, de l'accoudoir au linteau	4	64

Salles St-Charles et St-Paul.

Du parquet à l'accoudoir, hauteur. .	0	76
Largeur de la fenêtre.	2	14
Hauteur de la fenêtre, de l'accoudoir au linteau	3	10

Salle des femmes fiévreuses.

Du parquet à l'accoudoir, hauteur. . 3 45
Largeur de la fenêtre 1 32
Hauteur de la fenêtre, de l'accoudoir au linteau. 3 38

Ces fenêtres sont munies de châssis fixes avec des compartiments mobiles qu'on ouvre à volonté en bas ou en haut, suivant le besoin; et, en outre, dans la plupart des salles on vient d'ajouter à la partie moyenne et supérieure de chaque croisée un carreau de vitre qui s'ouvre en se renversant : de telle sorte que cette ventilation supérieure dont les malades ne s'aperçoivent point, par une impression d'air extérieur plus ou moins froid, chasse promptement les miasmes en ascension et concentrés dans la haute région de l'atmosphère confinée.

Les effets de ces carreaux de vitres, ainsi disposés depuis peu de mois, sont tellement satisfaisants qu'il sera bon de les multiplier, afin que chaque croisée de l'Hôtel-Dieu en soit pourvue. Ce sera, suivant l'observation de plusieurs médecins de l'établissement, un nouveau moyen d'accroître encore les chances de guérison.

Que, pendant l'action de ces courants d'air supérieurs, on ouvre les ventilateurs pratiqués de chaque côté des salles à fleur du parquet, il en résulte que les couches inférieures de l'air, chassées vers le plafond, trouvent leur issue par les ouvertures élevées, et que l'air de la salle est promptement renouvelé, presque sans le secours des châssis mobiles de plus grande dimension. Néanmoins ceux-ci peuvent encore fonctionner sans que l'air extérieur vienne frapper directement sur la couche des malades.

Dans une des grandes villes de France, nous avons vu un bel hôpital nouvellement construit, qui présente, sous le rapport de la disposition de ses fenêtres beaucoup trop rapprochées du parquet, des inconvénients si grands, que les médecins y redoutent également et la stagnation de l'air et son renouvellement, à cause des accidents causés par une ventilation trop directe et par cela même dangereuse dans beaucoup de cas.

Heureusement affranchies de ce danger et pourvues d'une aération bien combinée, nos salles n'ont point l'insalubrité qu'on pourrait supposer. Et en effet, y rencontre-t-on dans le département de la médecine ces affections endémiques signalées dans plusieurs grands hôpitaux et que les malades y contractent d'une manière à peu près constante et inévitable, à certaines époques de l'année? y voit-on de ces maladies engendrées par un air vicié, qui revêtent un caractère de malignité et deviennent des foyers d'infection? y observe-t-on des irradiations contagieuses partant des lits occupés par des individus atteints de fièvres graves? Nullement. Et dans le vaste département de la chirurgie, la pourriture d'hôpital n'y est-elle pas ignorée? n'y voit-on pas les plaies, primitivement d'un mauvais caractère, s'y terminer par une guérison assez prompte? Ne sont-ce pas là des preuves que nos fiévreux et nos blessés vivent dans un milieu qui n'est point insalubre? C'est que, à la faveur de l'élévation de son vaisseau et du renouvellement de l'air, chacune des salles donne à ses malades toute la quantité nécessaire d'air respirable, qui semble leur manquer par le voisinage trop rapproché des lits. Quand on ne se rend pas compte de ces dispositions, on est naturellement porté à préjuger des résultats très différents de ceux que nous avons la satisfaction d'obtenir.

Il ne faut pas, toutefois, que cette explication apologétique justifie le rapprochement trop grand de nos lits; il ne faut pas qu'elle nous empêche de poursuivre les améliorations et les réformes devenues nécessaires, et, on peut le dire, indispensables; par exemple : Nous cherchons depuis longtemps et vainement le moyen d'établir deux salles spéciales destinées aux varioleux, hommes et femmes, afin de les isoler et de prévenir les funestes effets de la contagion qu'ils propagent autour d'eux, et qui chaque année, fait de nombreuses victimes. Nous aurions besoin encore de quelques pièces séparées pour les malades atteints de délire bruyant, ou d'affections chirurgicales accompagnées d'odeur fétide.

On sent la nécessité, pour le bon ordre de la maison, d'établir des parloirs destinés aux Frères et aux

Sœurs. Les archives, trésor précieux, devraient être réunies dans un local unique, commode et digne de leur importance. Plusieurs autres arrangements de détail, dont l'énumération serait trop longue, ne peuvent s'accomplir qu'à l'aide de nouveaux locaux et de l'espace qui nous manquent absolument. Il est donc urgent que l'Hôtel-Dieu sorte de cet état de gêne et de compression pour s'étendre, selon ses besoins toujours croissants, sur le terrain qui lui appartient.

Qu'on mette en location les parties de l'édifice impropres au service hospitalier, telles que les boutiques des rez-de-chaussée : rien de mieux! Mais détourner de sa destination une seule parcelle de ce périmètre concédé aux malades pauvres, et qui doit être l'objet d'un respect inviolable et religieux, c'est plus qu'une faute! On parviendra, nous en avons la confiance, à se créer des ressources pécuniaires, indispensables sans doute, ailleurs et par d'autres moyens; et l'Hôtel-Dieu restera maître de ce sol qui est son bien propre et qui ne peut supporter, sous aucun prétexte, des envahissements si préjudiciables à la cause de l'humanité souffrante.

Ce nouvel état de choses qui se prépare, et qui s'accomplira pour le bien de la population ouvrière de l'enceinte de Lyon, n'en exigera pas moins la création de plusieurs petits hôpitaux soit à la Croix-Rousse, soit à Vaise ou à la Guillotière. Car l'Hôtel-Dieu, hôpital général, recevant, ainsi que l'indique sa dénomination, une foule de malades étrangers à la ville et au département, est devenu insuffisant par rapport aux besoins de la classe ouvrière. Depuis quinze ans l'Hôtel-Dieu possède, il est vrai, plusieurs nouvelles salles et admet les malades civils dans celles qu'occupaient les militaires. Mais, il faut bien le reconnaître, cette augmentation des secours hospitaliers n'est nullement en proportion avec l'accroissement de la population lyonnaise, qui depuis vingt-cinq ans s'est accrue d'un cinquième ou d'un quart, et continue encore à s'accroître (1).

Conviendrait-il de multiplier les lits à l'Hôtel-Dieu? Non certainement. C'est au contraire à en restreindre le nombre, ou du moins à en régulariser la disposition, que doivent tendre tous nos efforts. Qu'on jette un coup d'œil sur les salles Ste-Marie, St-Maurice, etc., qui contiennent 150 lits : ne reconnaît-on pas la nécessité d'affecter aux malades qui y sont traités, des locaux plus convenables? car enfin ce sont là des greniers. On a cherché

(1) Ces lignes étaient écrites depuis longtemps, lorsque M. Vaïsse, conseiller d'Etat, chargé de l'administration du département du Rhône, a manifesté la même pensée. Sur l'invitation de ce magistrat, qui veille avec une sollicitude si éclairée aux intérêts de la population lyonnaise, une Commission, nommée dans le sein du Conseil d'administration des Hôpitaux, s'est transportée plusieurs fois à la Croix-Rousse (novembre et décembre 1853), à l'effet d'examiner les emplacements les plus propres à l'installation d'un hôpital : on a donc lieu d'espérer que cette utile création ne sera pas différée.

à les approprier aussi bien que possible à leur destination actuelle, sans parvenir toutefois à les transformer en salles de malades bien conditionnées. Remarquez que ces emplacements peuvent devenir fort utiles : il s'agirait d'en faire des salles réservées pour les circonstances extraordinaires, des salles d'en cas. Qu'une épidémie vienne à éclater dans nos murs, où placerait-on les malades? dans ces salles supplémentaires. C'est là une éventualité qui ne se présentera pas, nous aimons à le penser. Mais tous les ans n'avons-nous pas des réparations à entreprendre dans nos salles? Pendant leur durée, n'est-on pas obligé de refuser des malades? et ceux qui sont déjà reçus ne se trouvent-ils pas exposés à des influences incommodes et parfois très nuisibles? Si des salles réservées ou de rechange s'ouvraient alors pour suppléer aux salles en réparation, ne serait-ce pas là un véritable bienfait? Tel est précisément l'excellent parti que l'Administration pourrait tirer des salles établies sous les combles, et désignées par les noms de salles Ste-Marie, St-Maurice, etc. Elles donneraient encore la facilité, au moyen de quelques agencements peu coûteux, de créer de petites salles pour certains malades dont la présence est fatigante ou dangereuse dans les rangs des malades.

Ces considérations d'une haute importance sont très dignes d'appeler l'attention la plus sérieuse de la part du Conseil.

Au reste, ces diverses améliorations ne peuvent

se réaliser que par suite de l'accomplissement d'un double projet : l'achèvement de l'Hôtel-Dieu et la translation de l'Ecole de médecine hors de l'enceinte hospitalière. Elles y sont liées intimement, et ne forment qu'une des parties qui constituent l'ensemble du système.

La première partie de cette proposition, c'est-à-dire l'achèvement de l'édifice, n'est point une idée nouvelle. Déjà, en 1844, la Commission des immeubles s'en était occupée. Organe de cette Commission, à laquelle il s'était adjoint, M. Delahante, président du Conseil, lut dans la séance du 27 décembre de la même année, un lumineux rapport que je regrette de ne pouvoir reproduire en son entier (1).

« ...... Il faut, disait M. le Rapporteur en parlant de l'Hôtel-Dieu, le tenir constamment, par d'utiles améliorations, au niveau des besoins et des misères qu'il est appelé à soulager...... Dans toutes les salles le plancher supérieur est à une hauteur bien suffisante; ce n'est point le volume d'air qui manque aux malades, c'est un air plus pur; c'est un plus large espace autour de leur lit. Couchés presque côte à côte les uns des autres, ils se trouvent là sous l'impression de leurs propres souffrances et de cel-

---

(1) La Commission était composée de MM. Delahante, Delore, Reyre, Vidal, de Vauxonne, Arnaud, de Mannevieux et de Polinière.

les dont ils ont le triste spectacle. Un rang de lits semble ne former qu'un seul lit.... L'insuffisance de locaux convenables pour les malades n'est que trop démontrée par la nécessité où l'Administration s'est trouvée de convertir de vastes greniers en infirmeries, où sont traités plus de cent malades, que vous vous affligez de voir si mal placés.... Donnons donc à nos onze cents malades l'emplacement nécessaire à la couche où ils viennent chercher la guérison de leurs maux; éloignons le plus possible leurs lits les uns des autres, et reportons le trop-plein des infirmeries dans de nouvelles salles. Préparons des dortoirs moins étroits, plus commodes pour les serviteurs des malades.... Que faut-il, Messieurs, pour faire tout ce bien? Compléter l'Hôtel-Dieu, comme édifice hospitalier......

« Hésiterions-nous aujourd'hui, Messieurs, à demander la démolition des huit maisons, chancelantes de vétusté, qui restent à reconstruire sur les rues de la Barre et Bourgchanin?... Nous conseillons l'accomplissement de ce projet pour satisfaire à un besoin hospitalier parfaitement constaté, en présence duquel notre Administration ne saurait demeurer inactive.... Nous dirons des huit maisons à démolir ce que nous disions de celles qui ont déjà disparu (pour la création du promenoir) : elles sont dégradées, d'un entretien dispendieux, et menacées d'une chute plus ou moins prochaine. L'ancienne Administration avait acquis toutes ces maisons pour les faire tomber et les reconstruire sur un nouveau plan; s'il en reste encore trois à acquérir, c'est que les efforts tentés pour ces acquisitions, par vos prédécesseurs ou par vous-mêmes, ont été inutiles... »

M. le Rapporteur exposait ensuite les avantages qui résulteraient pour nos malades, de l'exécution de ce projet, qui fut ajourné par les prétentions exagérées du propriétaire de la seule maison qui reste, aujourd'hui, à acquérir.

Deux ans après, je présentai au Conseil, dans sa séance du 19 août 1846, un rapport préalablement soumis à l'examen d'une Commission composée de onze membres, qui en avaient approuvé la teneur et les conclusions; il avait pour objet de démontrer la nécessité non-seulement de l'achèvement de l'Hôtel-Dieu, mais encore de la translation de l'Ecole de médecine hors de notre claustral.

L'Ecole resserre et comprime l'asile destiné aux malades pauvres et qui doit leur appartenir; elle envahit des locaux réclamés par les besoins du service hospitalier. Son amphithéâtre de dissection, élevé dans l'une de nos cours, est nuisible à la pureté de l'air. Que nous ayons un dépôt des morts et un amphithéâtre à l'usage des médecins et des chirurgiens de l'Hôtel-Dieu, c'est là une de ces obligations auxquelles il faut se soumettre; mais que l'Ecole, établissement universitaire, reste implantée sur le périmètre de cet hôpital et porte préjudice à sa constitution hygiénique, c'est ce qui ne doit pas être toléré. — A Paris, on a pris soin d'éloigner des hôpitaux les amphithéâtres anatomiques: et à

Lyon, ce serait au moment où, par des sacrifices pécuniaires énormes, on s'est efforcé d'assainir l'Hôtel-Dieu et de le soustraire à l'influence nuisible des boucheries situées dans la partie nord du claustral, que l'on conserverait dans la partie opposée de ce même édifice, et sous l'action des vents du midi, un foyer d'infection encore plus redoutable! La plus simple logique repousse une telle tolérance, qui se rattache à des idées rétrogrades et n'est plus en rapport avec le progrès de l'hygiène et ses utiles applications. Car nous ne parlons pas du projet qu'on avait formé de consacrer à l'Ecole, dans le cas où elle serait érigée en Faculté, les terrains bâtis le long de la rue de la Barre et à l'entrée de la rue Bourgchanin. Cet espace serait tellement insuffisant pour satisfaire aux exigences de développement que comporte une Faculté de médecine, que le projet en question deviendrait tout-à-fait inexécutable.

Que l'Ecole de médecine de Lyon, si florissante et si digne de la considération publique, poursuive sa destinée et soit toujours l'un des plus utiles et des plus beaux ornements de notre cité; que même elle prenne un plus grand essor et se transforme en Faculté : nous applaudirons de grand cœur à sa prospérité; mais il ne faut pas que celle-ci soit obtenue aux dépens de notre grand établissement hospitalier, qui souffre d'une servitude nuisible à son développement et à la salubrité des salles de ses malades.

Toutes ces idées, au reste, se trouvant exposées d'une manière circonstanciée dans mon rapport spécial de 1846, je dois me borner aujourd'hui à les rappeler. Heureux si ce faible aperçu peut ramener l'attention du Conseil sur cette importante question, qui avait excité de chaleureuses sympathies et dont les esprits n'ont été distraits que par les graves préoccupations de la Révolution de 1848 et de ses suites!

Cependant il est impossible qu'on ne travaille pas, dans un temps peu éloigné, à l'achèvement de l'Hôtel-Dieu; car les mauvaises maisons qu'il s'agit de démolir à cet effet, tombent de vétusté et ne sont plus guère susceptibles de réparations, d'ailleurs fort coûteuses. Une autre considération milite en faveur de l'exécution de ce projet, c'est que les idées relatives à ce digne couronnement de vos œuvres, rentrent dans le courant actuel des idées du Gouvernement et se lient intimement aux projets que mûrit la haute Administration de notre cité, en faveur de la régénération de la salubrité publique. Je crois convenable d'énumérer rapidement les avantages qui découleront de cette grande opération, et que le plan annexé à ce rapport permet de saisir dans leur ensemble :

1° La Cour méridionale de l'Hôtel-Dieu est déblayée des maisons lézardées et entièrement caduques dont elle est encore obstruée, maisons dont l'une sert de logement aux élèves internes, et les autres sont encore louées au public. La cour méridionale présente une surface d'une plus vaste étendue que la plus grande de nos cours, appelée Saint-Martin: bornée à l'ouest par la grille du promenoir qui se prolonge jusqu'à la rue de la Barre, cette cour reçoit une large ventilation venant de la place Louis-le-Grand. Le dépôt des morts et l'amphithéâtre des travaux anatomiques y sont réunis dans un pavillon isolé, entouré de verdure et ventilé de toutes parts.

2° Dans le corps de bâtiment qui règne le long de la rue de la Barre :

On installe les bureaux de l'Administration, et l'on trouve toute faite pour les séances du Conseil et les concours, une salle vaste et commode qui est devenue d'une nécessité urgente ;

On loge convenablement les élèves internes;

On place les ateliers pour la confection du linge de la chirurgie, des matelas, etc.;

Il reste encore des locaux suffisants pour contenir des dortoirs de Frères et des salles de malades en remplacement des salles Ste-Marie, St-St-Maurice, St-Roch, etc.

3° On peut enfin démolir le bureau du secrétariat, indûment et fort mal placé dans une galerie dont les arcades seraient rouvertes, et faire disparaître ces ignobles baraques provisoires servant aux bureaux, qui déparent la cour du jardin de la pharmacie et nuisent à son aération. Un courant d'air, pris sur la rue de l'Hôpital, pénètre dans cette enceinte déblayée, agrandie et plantée de nouveaux arbres; il correspond, par une ventilation transversale, avec celui qui arrive du quai dans la cour Ste-Marie. On dote ainsi d'un promenoir fort utile les salles dites des Quatre-Rangs et occupées par les femmes fiévreuses.

Ce sont là de nouveaux éléments de salubrité qui vont faire sentir leur influence dans les localités opposées du nord et du sud, et qui réagiront de proche en proche sur toutes les parties de l'édifice et de ses cours intermédiaires.

Nous savons ce que veut dire ici le mot influence et quels en doivent être les salutaires effets; et c'est parce que nous en sentons profondément tout le prix que nous faisons des vœux ardents pour la réalisation de ce double projet, l'achèvement de l'Hôtel-Dieu et la translation de l'Ecole de médecine hors du claustral. Est-ce dans le but d'augmenter le nombre des admissions? Nullement. Tous les auteurs s'accordent sur ce point, qu'un hôpital qui contient de 1,000 à 1,200 malades peut se maintenir dans de bonnes conditions de salubrité, mais que ce ne serait pas sans imprudence qu'on dépasserait cette limite, à moins de multiplier considérablement les moyens d'aération. Mais il est important que notre Hôtel-Dieu, désormais affranchi des servitudes qui lui sont étrangères, reste maître sur son terrain, puisse s'y étendre sans gêne et obtenir enfin des locaux spacieux dont il est privé, et qui pourtant sont indispensables aux besoins du service. Pour ne citer qu'un seul fait, croirait-on que le fourgon de la panneterie et les chariots des approvisionnements séjournent dans les cours, exposés à la pluie, parce que l'espace manque absolument pour les abriter sous des remises?

On voit que, dans le système de 1844, les constructions ne s'arrêtaient pas à l'angle de la rue de la Barre et de la rue Bourgchanin, qu'elles empiétaient sur cette dernière rue, pour y remplacer les maisons caduques; tandis que, dans celui que je propose, le corps de bâtiment complémentaire se terminerait à cet angle, où viendrait le rejoindre la grille du promenoir, prolongée sur l'emplacement des maisons caduques abattues (voir le plan). Cette différence essentielle dans les deux projets est de la plus haute importance au point de vue de l'aération et de la salubrité. Quant aux locaux qui devaient être fournis par les constructions sur la rue Bourgchanin, ils se trouveraient remplacés très amplement par la possession de ceux qui sont actuellement occupés par l'Ecole de médecine.

Dans le projet de 1844, le devis estimatif dressé par M. l'Architecte des hôpitaux portait à 640,000 fr. la dépense totale des reconstructions. Si l'on défalque de cette somme les 150,000 fr. qu'auraient coûté les travaux sur la rue Bourgchanin, il est évident que la construction faite seulement sur la rue de la Barre n'excéderait pas une dépense de 490,000 fr.

C'est beaucoup, il est vrai. Mais il s'agit de faire

un grand bien; et vous avez prouvé que le désir de multiplier les moyens de secours avait semblé multiplier aussi vos ressources, car vous avez pu suffire à des dépenses souvent répétées et fort considérables.

Si l'on récapitule les sommes payées pour les travaux accomplis à l'Hôtel-Dieu depuis le 1er janvier 1830 jusqu'au 31 décembre 1852, on obtient le résumé suivant :

	fr. c.
Travaux ordinaires pour les réparations annuelles.	590,888 74
Ce qui fait, en chiffre moyen, une dépense annuelle de 25,690 fr. 80 cent.	
Travaux extraordinaires, en y comprenant : la construction de l'aile méridionale et du corps de bâtiment sur la rue de la Barre, la création du promenoir, la restauration de la façade occidentale, etc.	1,011,153 04
La création du passage substitué à un foyer d'infection doit figurer dans ce tableau, puisque ce passage fait partie intégrante de l'édifice. .	399,614 73
TOTAL.	2,001,656 51

Il est vrai que les capitaux employés à la construction du passage et à celle du corps de bâtiment sur la rue de la Barre sont pécuniairement productifs, puisque ce corps de bâtiment est loué à la ville pour l'Ecole de médecine, au prix annuel de 16,000 fr., et que le passage procure par la location des boutiques un revenu de 20,000 fr.; mais d'un autre côté l'Administration s'est privée de 20,000 fr. de rente environ, par la démolition des maisons que remplace la plantation d'arbres du promenoir. Ainsi donc, les produits annuels du passage ne font que couvrir le déficit d'une valeur pécuniaire à peu près égale.

Il m'eût été facile de reproduire ici le tableau détaillé, année par année, de toutes les dépenses. Mais comme il ne s'agissait pas de dresser un compte financier, j'ai cru devoir me borner à mettre en évidence ces groupes principaux de chiffres qui résument tout; ils suffisent pour donner la preuve que l'Administration, noblement inspirée, a su s'élever à la hauteur de sa mission dont elle a compris la portée et le but.

Malgré l'ordre sévère et la stricte économie avec lesquels ces dépenses ont été ordonnées, y aurait-il quelque opposition chagrine disposée à se récrier, et à blamer leur extension? S'il en était ainsi, à tous ces chiffres de dépenses ordinaires et extraordinaires qui, en définitive, n'ont trait qu'à des matières d'argent, il n'y aurait, pour toute réponse, qu'à opposer d'autres chiffres d'une valeur bien plus précieuse, puisqu'ils représentent la vie et la mort des hommes. Oserait-on se plaindre des frais de la culture quand ils produisent de tels fruits?

Vous avez dépensé de l'argent! mais dans l'espace

de 15 ans 34,385 malades pauvres ont reçu des secours dont ils auraient été privés, et, sur la masse totale des malades, il y a eu 311 décès en moins que dans les années précédentes.

Vous avez dépensé de l'argent! mais dans l'espace de 15 ans vous avez arraché à la mort 4,834 malades, qui, sans ces dépenses intelligentes et libérales, auraient fatalement succombé. Jamais argent, nous le répétons, a-t-il été mieux employé? En présence de ces résultats, n'êtes-vous pas émus par ce sentiment de joie intime que donne un grand succès? et le bonheur des familles auxquelles vous avez conservé des membres qui en sont les soutiens, ce bonheur, dis-je, ne le partagez-vous pas?

Toutefois, ne perdons pas de vue que le repos n'est point permis tant qu'il reste du bien à faire. Il s'agit, répétons-le, d'achever l'Hôtel-Dieu et de le délivrer de toutes les servitudes qui lui causent un si grave préjudice; c'est un acte non de luxe, mais de bienfaisance que la société lyonnaise attend de votre ardente charité; c'est un sûr moyen d'abaisser encore le chiffre de la mortalité dans cet asile de la douleur, assaini par une plus large aération. Il n'est nullement téméraire d'avancer que si vous avez ramené la mortalité d'un sur sept à un sur neuf, vous pouvez la faire descendre à un sur dix. Cette belle perspective, qui n'a rien de décevant, n'est-elle pas propre à exciter l'élan de tous les cœurs généreux?

Parmi les travaux d'utilité publique qui, depuis ving-tcinq ans, concourent à accroître la beauté et la salubrité de la ville de Lyon, il n'en est point de plus profitable à la classe ouvrière que celui dont j'ai l'honneur de vous entretenir; il serait pour notre population l'un des plus grands bienfaits. Ce complément de votre œuvre, tout en contribuant puissamment à embellir et à assainir les quartiers environnants, serait salué par les acclamations unanimes de tous les habitants de la cité; car tous portent un profond intérêt à l'Hôtel-Dieu, à ce bel établissement agrandi par les dons de nos pères, et qui exprime si bien, par ses magnifiques proportions, le sentiment caractéristique des Lyonnais: la charité chrétienne.

LÉGENDE

DU

PLAN DE L'HOTEL-DIEU DE LYON.

La lettre *a* désigne les galeries qui ne règnent qu'au rez-de-chaussée.

Les caractères romains indiquent les limites de la *longueur* des salles du premier étage. Pour avoir la mesure de leur *largeur*, il faut leur attribuer l'espace de 4 mètres, appartenant à la galerie, sur les voûtes de laquelle elles reposent en partie. Exemple :

Salle St-Sacerdos : sa *longueur* s'étend de L à M, 67 mètres; sa *largeur*, comprise entre le mur sur le quai et le mur élevé sur les piliers des arcades de la galerie, jusqu'à la cour St-Louis, 15 mètres.

Il en est de même pour les salles dites des Quatre-Rangs et le vestibule du petit dôme, dont l'ensemble présente un aspect monumental. On ne peut en apprécier les dispositions qu'en ayant soin d'ajouter l'espace des galeries inférieures à l'étendue du vestibule et des salles.

1. Entrée de l'établissement par la place de l'Hôpital.
2. Concierge.
3. Bureau de l'enregistrement des malades.
4. Salle d'attente pour les consultations gratuites
5. Cabinet du médecin de garde.
6. Cabinet du chirurgien de garde.
7. Dépendance de la pharmacie pour la distribution gratuite des médicaments.
8. Laboratoire de la pharmacie.
9. Dépendances de la pharmacie.
10. Cabinet du pharmacien, directeur de la pharmacie centrale des Hospices civils de Lyon.
11. Pharmacie de vente.
12. Bureaux et cabinet de l'économe.
13. Bureaux et cabinet du trésorier des Hospices.
14. Chapelle ardente.
15. Passage conduisant à l'escalier du petit dôme et dans la cour Ste-Marie.
16. Bains des hommes.
17. Emplacement du calorifère pour le service du séchoir à air chaud.
18. Bains des femmes.
19. Cabinet du secrétaire général des Hospices civils.
20. Secrétariat général.
21. Bureau des bâtiments.
22. Cabinet de l'architecte des Hospices civils.
23. Magasin général de la pharmacie.
24. Cour de la pharmacie.

25. Jardins de l'économat et de la pharmacie. (De 19 à 25, démolition des bâtiments actuels, promenoir pour les femmes convalescentes, courant d'air pris sur la grande rue de l'Hôpital.)
26. Passage de l'Hôpital et magasins qui en dépendent mis en location.
27. Emplacement de la chaudière pour le service des bains.
28. Cabinet de la cuve où l'on fait tremper les linges des cataplasmes et des pansements.
29. Préparation pour les bains sulfureux.
30. Bains pour les sœurs de l'Hôpital.
31. Buanderie et machine à vapeur pour la distribution générale des eaux dans l'établissement.
32. Cabinet des bains sulfureux.
33. Cabinet des hydro-extracteurs.
34. Cabinet des douches.
35. Cabinet des bains de vapeur.
36. Voie charretière donnant sur le quai de l'Hôpital.
37. Dépôt du linge sale des divers services.
38. Cabinet des frères.
39. Magasins loués sur le quai de l'Hôpital.
40. Appartement de l'économe.
41. Dépôt des hardes des hommes malades.
42. Entrée et vestibule sur le quai de l'Hôpital.
43. Dépôt des hardes des femmes malades.
44. Voie charretière sur le quai de l'Hôpital.
45. Concierge et dépôt des pompes à incendie.

46. Escalier conduisant à la salle St-Philippe.
47. } Dépendances projetées pour l'achèvement de
48. } l'Hôpital.
49. Amphithéâtre des leçons de l'Ecole de médecine.
50. Escalier principal de l'Ecole de médecine.
51. Salle dépendante de l'Ecole de médecine.
52. Entrée et vestibule de l'Ecole de médecine, par la rue de la Barre.
53. }
54. } Projet d'achèvement.
55. }
56. Escalier de service pour les parties projetées.
57. Amphithéâtre de dissection (projet).
58. Cour et jardins projetés sur l'emplacement des amphithéâtres actuels et du dépôt des morts.
59. Salle St-Martin.
60. Promenoir des hommes.
61. Promenoir des femmes.
62. Dépendance de la salle St-Martin.
63. Boucherie de l'Hôpital.
64. Cave.
65. Vinaigrerie et distribution du vin.
66. Voie charretière intérieure.
67. Grand escalier.
68. Passage conduisant au promenoir des femmes.
69. Boulangerie et ses dépendances.
70. Réfectoire de la communauté.
71. Vestibule et fontaines du réfectoire.
72. Dépense.
73. Souillarde.

74. Cuisine.
75. Souillarde du réfectoire et office de la cuisine.
76. Jardin des sœurs.
77. Passage conduisant à une tribune de l'église et au jardin des sœurs.
78. Colonnade servant de galerie.
79. Entrepôt des comestibles et de l'épicerie.
80. Voie charretière intérieure.
81. Salle du Conseil de l'Administration des Hospices.
82. Vestibule et vestiaire de la salle du Conseil.
83. Archives de l'Hôtel-Dieu.
84. Eglise et sacristies.

EXPLICATIONS DES SALLES AU PREMIER ÉTAGE.

A B. 1re Salle des femmes fiévreuses.
C D. 2me Salle des femmes fiévreuses.
E F. 3me Salle des femmes fiévreuses.
G H. 4me Salle des femmes fiévreuses.

Au centre, le dôme sous lequel se trouve l'autel que l'on voit des quatre salles.

I K. Salle Montazet, femmes fiévreuses payantes.
L M. Salle St-Sacerdos, hommes blessés.
N O. Grand dôme et l'autel au centre.
P Q. Salle St-Louis, hommes blessés.
R S. Salle des opérés.

T U. Salle St-Philippe, hommes blessés; clinique.

V X. Salle Ste-Anne, femmes blessées; clinique.

Y Z. Salle St-Bruno, hommes fiévreux.

A' B'. 2me Division de la salle St-Bruno.

C' D'. Salle St-Jean, hommes fiévreux payants.

E' F'. Salle des sœurs reposantes.

G' H'. Infirmerie des sœurs.

Au rez-de-chaussée : salle St-Martin, hommes fiévreux payants.

Le second étage se compose de pièces superposées à celles du premier; leurs dimensions sont semblables.

Au troisième étage, sous les combles, sont les salles appelées Ste-Marie, St-Roch, etc., qui devraient être sinon supprimées, au moins converties en salles de rechange ou d'en cas.

CONSIDÉRATIONS SUR LA SALUBRITÉ DE L'HOSPICE DE LA CHARITÉ.

CONSIDÉRATIONS

SUR LA SALUBRITÉ

DE L'HOSPICE DE LA CHARITÉ.

Messieurs,

Dans les considérations que j'ai eu l'honneur de vous présenter sur la situation de l'Hôtel-Dieu, diverses questions relatives à l'hygiène ont dû être, sinon traitées, au moins abordées. Comme elles sont d'un intérêt général et tout-à-fait applicables à l'hospice de la Charité, je tâcherai d'y revenir le moins possible. Cependant, si la force des choses me ramenait encore à ces grands principes qu'on ne doit pas se lasser de proclamer, votre indulgente attention voudrait bien me pardonner, je l'espère, ces redites surabondantes en faveur de leur utilité et de cette conviction profonde qui me les fait exprimer.

Beaucoup d'établissements, considérables par leur développement et les services précieux qu'ils rendent à la société, n'ont eu souvent que des commencements très précaires et résultant de circonstances fortuites. Tel a été l'hospice de la Charité. Il a dû son origine à une de ces calamités publiques qui, de nos jours, ne sont connues que par les récits de l'histoire.

La famine de 1531 désolait la France : la bienfaisance lyonnaise recueillit des milliers de pauvres qui, de toutes les contrées circonvoisines, affluaient dans nos murs. A la vue de ces malheureux, des quêtes se multiplièrent; on improvisa des cabanes sur les prés du monastère d'Ainay pour loger ces nouveaux hôtes, qui y reçurent des vivres et des vêtements.

Le fléau ayant cessé, il se trouva en caisse une somme de 396 livres 2 sols 6 deniers qui excédait les dépenses. C'est avec ce mince reliquat des quêtes que l'on entreprit de fonder un des établissements charitables qui honorent le plus la ville de Lyon et qui, suivant les lettres-patentes en date de 1729, a servi de modèle à d'autres hôpitaux de France.

Le but qu'on se proposa, dans le principe, fut l'extinction de la mendicité : de là le titre d'Aumône générale qui fut donné à l'œuvre constituée dès l'année 1533, sous les auspices du bon allemand Jean Cléberger ou Kléberg, dont la mémoire populaire se perpétue, environnée de respect, dans tous les rangs de la société lyonnaise.

Des lettres-patentes du roi Louis XIII, du 2 décembre 1614, autorisèrent l'Aumône générale, qui était dirigée par les citoyens les plus notables, à acquérir, sur les bords du Rhône, l'emplacement où devait se construire l'édifice hospitalier. Les plans en furent donnés par le P. Martel-Ange, de la Compagnie de Jésus. Comme les fonds manquaient pour leur exécution, un généreux citoyen, de Sève de Fromente, offrit le premier de bâtir à ses frais un corps de logis. Il en posa la première pierre le 16 janvier 1617, avec cette inscription : Notre-Dame de la Charité. Par suite des phases successives de sa destination, cet établissement a reçu diverses dénominations, outre celles que nous venons de faire connaître. Désigné sous le titre d'Hôpital général et Aumône générale, puis d'Hôpital général de la Charité, il porte aujourd'hui le nom d'Hospice, à cause de ses attributions principales.

Le terrain qu'il occupe, de forme à peu près quadrilatère, est moins vaste que celui de l'Hôtel-Dieu. Sa superficie est de 22,480 mètres carrés.

Le côté nord de l'édifice est occupé par l'église ainsi que par l'hôtel de Provence, vaste local appartenant au claustral et qui n'en est distrait que par la volonté de l'Administration. Le côté sud n'est séparé de l'Hôpital militaire que par un mur mitoyen. A l'ouest la rue de la Charité, à l'est le quai du

Rhône, complètent les limites de l'Hospice. La population de l'hospice de la Charité, composée d'éléments très divers, se divise en nombreuses catégories, dont voici le classement :

1° Vieillards	hommes 160 femmes 240	400

Inscrits à l'âge de 70 ans, ils ne sont guère admis que deux à trois ans après, faute de places suffisantes.

2° Parents infirmes des Frères ou des Sœurs des hôpitaux	10
3° Incurables de l'un et de l'autre sexe, lits fondés par des libéralités particulières	68
4° Autres fondations particulières pour des enfants	22

5° Hôpital des enfants, garçons et filles de 2 à 15 ans, appartenant à l'agglomération lyonnaise ; il comprend :

Fiévreux Fiévreuses	94	
Blessés Blessées	68	172
Varioleux, varioleuses	10	

6° Crèche : enfants trouvés ou abandonnés, journellement environ	11
7° Crèche : enfants nés ou déposés dans l'hospice, journellement environ	20
8° Enfants trouvés rentrés et à replacer, journellement environ	40

9° Nourrices sédentaires	7
10° Nourrices expectantes, et qui tous les jours emportent des enfants à la campagne, environ	24
11° Salle Ste-Thérèse filles enceintes admises 15 jours avant l'accouchement, environ	40
12° Salle Ste-Pélagie, filles en couches, environ	25
13° Clinique d'accouchements . . .	7
14° Elèves sages-femmes	12
Econome, aumôniers, frères et sœurs, employés logés dans l'établissement, boulangers.	176
	1034

Un médecin, un chirurgien-major et le professeur de clinique, assistés d'élèves internes et externes;

Quatre sœurs accoucheuses; quatre sœurs préposées à la pharmacie qui n'est qu'une succursale de celle de l'Hôtel-Dieu, complètent le service de santé.

On ne peut donner ici qu'un chiffre moyen du mouvement quotidien de l'hospice; car sa population, bien que composée d'éléments fixes, présente du jour au lendemain des variations très grandes, quant au nombre des personnes de certaines catégories.

Moins grandiose, moins majestueux que l'Hôtel-Dieu, l'hospice de la Charité est construit dans des proportions plus convenables, surtout à cause de la moindre élévation des corps de bâtiments, qui font paraître les cours plus spacieuses, plus claires, et y rendent le renouvellement de l'air plus facile. Le P. Martel-Ange semblait avoir devancé son siècle, au point de vue de l'hygiène, en dressant le plan dont nous retrouvons quelques dispositions adaptées à l'hôpital St-André de Bordeaux, récemment construit et généralement admiré. Simplicité, commodité, élégance, salubrité, tels étaient les avantages que notre architecte s'était proposé de donner à son œuvre : il y était parvenu.

Un monument si bien coordonné aurait dû être l'objet d'un véritable respect, et pourtant il n'en a pas été ainsi; les diverses destinations imposées tour à tour à cet hospice, comme je l'ai dit, expliquent peut-être, mais sans les justifier jamais, les barbares mutilations qu'ont souffertes, sans exception, les cours et principalement toutes les parties de l'édifice.

Lorsque, en 1830, une administration toute nouvelle, la vôtre, Messieurs, fut appelée à la direction des hôpitaux de Lyon, elle se sentit saisie d'un douloureux étonnement à l'aspect de l'hospice de la Charité.

Comme il serait impossible de se former actuellement une idée, même approximative, de ce triste tableau, j'en reproduirai quelques traits.

Les cours étaient encombrées par des constructions ignobles, par des cabanes qui s'élevaient de toutes parts et masquaient les fenêtres des rez-de-chaussée. Celles, par exemple, de la salle du Conseil, ouvertes au levant, ne laissaient pénétrer la lumière que par la vitre supérieure; toutes les autres étaient condamnées à la plus complète obscurité. Ces sortes de baraques servaient d'ateliers, de latrines, d'écuries, etc.; on y nourrissait des lapins, de la volaille, des porcs; il y avait aussi de nombreux poulaillers jusque dans les vestibules des escaliers.

Les galeries élégantes qui règnent à tous les étages, et forment des voies de communication commodes, abritées contre la pluie, avaient, pour la plupart, complètement disparu; on s'en était emparé pour y établir des écoles, des cabinets particuliers, cause fréquente de graves abus, des dépôts de linge sale, de charbon, des étendages, etc.: il avait fallu, pour cela, murer les arcades et murer en même temps les fenêtres des salles qui s'ouvraient sur les galeries. Or, c'étaient précisément les fenêtres donnant accès aux rayons solaires qui se trouvaient supprimées. Il en résultait que toutes les salles étaient devenues des cloaques froids, humides et imprégnés d'une odeur fétide permanente.

Les fenêtres qui avaient échappé à cet étrange système de maçonnerie appliqué aux ouvertures, y compris un grand nombre de portes, étaient assombries par d'épais barreaux, serrés comme ceux d'une prison, et de plus par des grillages à mailles étroites, qui diminuaient encore la clarté.

Ce n'est pas tout : la plupart des salles, dont la hauteur n'a pourtant rien d'exagéré, étaient converties en deux entresols, par le moyen d'un faux plancher qui les divisait dans toute leur longueur. On montait par une échelle à l'entresol supérieur, où un homme d'une taille moyenne ne pouvait se tenir droit.

Cette division était-elle opérée dans une salle sise au rez-de-chaussée, on ne faisait aucune difficulté de creuser la terre pour étendre le carrelage de la pièce inférieure à 50 centimètres ou même un mètre en contre-bas du sol des cours. On retrouve encore un exemple de ce procédé.

Le système des faux planchers était appliqué aux galeries comme aux salles. Au-dessus de ce plancher on établissait des greniers, des garde-meubles, et au-dessous les baraques dont nous venons de parler.

La pharmacie n'était vraiment qu'un cachot profondément dégradé, sombre, humide, et tellement malsain que les sœurs employées à ce service se trouvaient nécessairement vouées aux rhumatismes et aux catarrhes chroniques.

Les latrines, à tous les étages, répandaient une odeur infecte. Le vaste local attribué aux vieillards, et où leurs lits sont beaucoup trop serrés, était insalubre, parce que, étant leur unique habitation et le jour et la nuit, l'air ne pouvait jamais y être renouvelé d'une manière suffisante.

La salle des accouchements, souvent ravagée par des épidémies de fièvre puerpérale, avait nécessité l'adoption de quelques moyens de ventilation; mais on n'avait pas et on n'a pas encore atteint le but désirable. Nous espérons qu'on y arrivera. En 1820, des salles destinées à recevoir les enfants nouveau-nés provenant du tour ou des salles d'accouchement, furent ouvertes dans un corps de bâtiment construit à cet effet. Les conditions favorables de ces nouveaux locaux ne tardèrent pas à être amoindries par suite de ce besoin de tout cacher, de tout murer. Le jardin de la crèche, encombré de baraques, caché par la maçonnerie dont on avait rempli les arcades qui l'entourent, privé enfin du renouvellement de l'air confiné, devint humide et tout-à-fait malsain.

Là, comme partout, les visiteurs rencontraient cette odeur d'enfermé dont ils étaient saisis dès qu'ils avaient franchi le seuil pour parcourir l'intérieur du claustral. S'ils étaient choqués de la vétusté, de la dégradation des boiseries et des crépis des murs, ils l'étaient bien davantage encore de toutes ces constructions bizarres et ignobles qui, à chaque pas, leur barraient le passage. Ils ne pouvaient s'empêcher d'y voir une sorte de défi jeté à la raison, une preuve de mépris affecté pour les notions les plus vulgaires du régime sanitaire si indispensable aux hôpitaux. Comment avait-on persévéré pendant une longue suite d'années dans des dépenses considérables, dans des efforts obstinés pour venir à bout de gâter ainsi tout un édifice, si bien ordonné dans son principe? N'était-ce pas un problème insoluble?

En présence d'un tel état de choses, vous comprîtes, Messieurs, qu'il s'agissait non de quelques réparations partielles, mais d'une restauration complète; qu'il importait surtout de reproduire, sauf diverses modifications de détail devenues nécessaires, l'ordonnance des plans primitifs conformément à la pensée de leur auteur.

1830—1834.

On se borna, vu l'état des finances, à faire quelques dépenses d'entretien pour satisfaire aux besoins les plus pressants.

1835—1838.

C'est à partir de 1835 qu'on se mit à l'œuvre. M. Arnaud qui, en sa qualité d'adjoint au maire, a rendu des services si importants à notre ville, prit l'initiative au sujet des travaux de l'hospice et fut chargé de leur direction.

A l'Hôtel-Dieu, un bateau amarré au quai du Rhône sert de lavoir; il n'en résulte aucun inconvénient, parce qu'une voûte souterraine et un pont y conduisent, et le relient ainsi au service intérieur. — A la Charité cette disposition n'existait pas, il fallait traverser le quai pour se rendre au bateau et en rapporter le linge; de là des désordres et des abus qu'il était urgent de faire cesser. Sur la proposition de M. Terme, président du Conseil, on éleva dans la cour St-Joseph un vaste pavillon quadrilatère et à ciel ouvert, dans lequel on plaça un très beau lavoir avec une buanderie et une machine à vapeur, de la force de trois chevaux: elle fait monter d'un puisard l'eau du Rhône filtrée au travers du gravier. Cette eau, dont les qualités physiques et chimiques sont excellentes, est fournie dans la proportion de sept cents à mille litres par minute, tant pour l'usage du lavoir que pour celui de l'hospice, où elle se distribue au moyen de réservoirs et de conduits dans tous les étages.

La façade, du côté du quai, fut restaurée et achevée. Ce travail procura des locaux qui servirent à l'établissement d'une infirmerie bien aérée, de trente-huit lits, pour les vieilles; et au-dessus, un bel emplacement pour la lingerie et le repassage. Les fenêtres des salles d'étendage du linge reçurent des croisées vitrées.

On appliqua des appareils inodores à plusieurs latrines. Dans la salle des filles en couches on établit un tarare comme dans les magnaneries, afin d'y renouveler l'air qui était toujours stagnant par défaut de ventilation transversale.

Plusieurs salles furent planchéïées, notamment les salles St-Ferdinand et Ste-Marie destinées aux enfants malades, de l'âge de deux à douze ans et appartenant à la classe ouvrière de la ville.

Plusieurs galeries furent restaurées et plafonnées. Après avoir démoli les cabanes qui les obstruaient, on enleva les faux planchers qui, dans plusieurs endroits, les divisaient en greniers. Un assez grand nombre d'arcades bouchées par la maçonnerie, furent rétablies.

L'escalier qui longe la pharmacie conduit à des greniers qui servaient d'amphithéâtre de dissection : comme le plancher non carrelé de ce local était pourri, l'eau des lavages et le sang tombaient jusqu'au bas de l'escalier; ce fut alors qu'on supprima ces salles de travaux anatomiques et qu'on répara tous cet dégâts.

Au fur et à mesure qu'on faisait disparaître les mauvaises baraques dont les cours étaient encombrées, la lumière pénétrait dans les salles du rez-de-chaussée et la vue commençait à s'étendre dans les cours et le long des galeries. Les décombres provenant de ces premières démolitions, et formant des masses énormes, furent promptement enlevés pour faire place à un pavage régulier.

En même temps qu'on plafonnait les galeries, qu'on blanchissait les murs extérieurs, on restaurait plusieurs salles de malades, des dortoirs, des réfectoires; les travaux étaient poussés, partout, avec activité dans l'intérieur de l'édifice, comme sur les toits, qui étaient détériorés; presque toutes les gouttières furent réparées ou renouvelées, et munies, pour la descente des eaux pluviales, de tuyaux dont elles étaient dépourvues.

Dire ici quelle fut la résistance opposée par plusieurs personnes de la communauté à tous ces changements et surtout à ces démolitions de cabinets, de cabanes, de baraques de toute sorte, serait chose difficile. L'empire des habitudes et de la routine est si puissant, on aimait tant toutes ces cachettes, qu'on ne pouvait pas comprendre les motifs et le but de l'Administration. Quelques sœurs avancées en âge furent saisies d'un si vif chagrin, qu'elles tombèrent malades à la vue de ces démolitions. Elles disaient en pleurant que les horreurs du siége de Lyon, en 1793, n'avaient été que peu de chose en comparaison de ces ruines et de ce bouleversement de la maison. C'est que chaque sœur cheftaine avait fait construire soit des cabinets, soit des cabanes à loger des poules ou autres animaux. Cette facilité qu'elles avaient eue à dénaturer toutes les parties du claustral, en faisant travailler, selon leur bon plaisir, les ouvriers menuisiers, serruriers, peintres-vitriers, logés dans la maison, leur était enlevée. On venait de supprimer tous ces ateliers, cause presque continuelle d'abus très graves et de dépenses irrégulières, dont les résultats étaient préjudiciables à l'ordre de l'hospice.

1839—1841.

Les travaux continuent. On ouvre des ventilateurs dans plusieurs salles, on multiplie les calorifères. L'éclairage au gaz est adopté, et se répand peu à peu dans tous les étages.

Le bitume remplace les carrelages dégradés de plusieurs galeries; ceux des salles sont renouvelés dans une étendue de 4,500 mètres.

On restaure le clocher de l'église, et l'on imprime à plusieurs parties de l'édifice ce cachet de propreté et d'ordre qui doit être l'ornement et l'attribut essentiel d'un établissement hospitalier.

La salle du Conseil et son vestibule sont parquetés et entièrement restaurés.

Dans la galerie de la cour d'entrée, quelques tables de marbre, appliquées contre le mur, portent des inscriptions en l'honneur des premiers bienfaiteurs : sur l'une on a rappelé avec quelles faibles ressources l'œuvre hospitalière avait commencé; sur l'autre on a consacré le nom de Jean Cléberger ou Kléberg, etc. Cette rangée de tables de marbre fut complétée, avec l'intention d'y graver en lettres d'or les noms de tous les bienfaiteurs. Mais ceux-ci sont infiniment nombreux : pour rendre ce pieux hommage à leur mémoire il faudrait tant d'espace, tant de marbre et tant de dépense, que malheureusement l'Administration a dû renoncer, pour le moment, à ce projet. Elle y reviendra, sans doute, et finira par trouver le moyen d'acquitter envers les bienfaiteurs cette dette de la reconnaissance. Inscrire ainsi publiquement les noms des citoyens généreux qui ont doté l'hospice des biens qu'il possède, c'est remplir un devoir, c'est honorer leur vie et celle de leurs descendants, c'est aussi un acte utile aux intérêts des pauvres. Car un tel hommage est fait pour provoquer une émulation de libéralité dans les familles lyonnaises, toujours si sympathiques à nos établissements hospitaliers.

En attendant l'exécution d'une grande mesure sur cet objet important, on a placé, au-dessus des cellules des incurables, des plaques portant les noms des fondateurs de chaque lit et les dates de ces bienfaits.

1842—1847.

Les améliorations que nous venons d'indiquer sommairement n'étaient, malgré leur importance, que le prélude des changements de diverse nature qui devaient compléter l'œuvre de réorganisation de l'hospice. Appelé à succéder à M. Ferrez dans les fonctions d'administrateur-directeur, je crus que le moment était venu de soumettre au Conseil un plan général non-seulement de travaux; mais encore de réformes portant sur les personnes comme sur les choses.

Pour aborder et poursuivre une telle entreprise, qui devait froisser tant d'intérêts, rompre tant d'habitudes, l'autorité d'un seul étant insuffisante, je demandai le concours d'une Commission dont M. Delahante, président, et MM. Rémond et Arnaud firent partie. Sans reproduire ici les rapports que j'eus l'honneur de présenter au Conseil à la suite des investigations approfondies de la Commission, j'en rappellerai les bases principales :

1° Régulariser le personnel, en excluant de l'hospice plusieurs catégories d'individus qui y occupaient indûment des places; réviser tous les emplois, afin d'assigner aux frères et aux sœurs une juste répartition de travail;

2° Supprimer les ateliers de la cordonnerie et de la taillerie;

3° Transférer au lieu dit La Quarantaine, sur la rive droite de la Saône, la boulangerie centrale, installée au milieu de l'hospice dans la cour St-Honoré. (Pour cette grave question, résolue à l'unanimité, MM. Delore et Tournu s'étaient adjoints à la Commission);

4° Démolir de nombreuses constructions obstruant les galeries; rétablir les fenêtres et les arcades bouchées par la maçonnerie; restaurer les salles dénaturées par les faux planchers; rétablir partout l'intégrité de l'édifice;

5° Créer de nouvelles salles d'enfants malades tant pour la médecine que pour la chirurgie, afin de constituer un hôpital spécial dans le claustral de l'hospice, et d'y réunir les enfants admis à l'Hôtel-Dieu;

6° Reprendre la jouissance des voies charretières et de plusieurs pièces louées au public, qui sont nécessaires au service de l'hospice;

7° Changer les destinations de plusieurs salles,

afin de classer les services d'une manière conforme aux catégories du personnel conservé;

8° En un mot, restaurer et assainir autant que possible l'hospice dans toutes ses parties.

9° Quant au régime alimentaire, nous pensions qu'il était bon; que le pain, la viande et les légumes étaient, comme à l'Hôtel-Dieu, de première qualité; que, si cette partie du service était susceptible de recevoir des modifications dans les procédés culinaires et quelques améliorations de détail, ce résultat serait facilement obtenu au moyen de nouveaux ordres et d'une surveillance administrative; et qu'enfin, on voyait fort peu d'établissements hospitaliers aussi bien partagés que les nôtres sous le rapport de l'alimentation.

Ce programme, adopté par le Conseil comme il l'avait été par la Commission, reçut son exécution, sauf ce qui concerne la translation, admise en principe, de la boulangerie. Nous y reviendrons.

Les individus de l'un et de l'autre sexe connus sous la dénomination de servants, et au nombre de vingt-quatre, sortirent de l'hospice. Valides, ils reçurent une indemnité; caducs ou infirmes, ils furent placés à la campagne moyennant une pension convenable; incurables, ils furent transférés à l'hospice du Perron.

Après avoir soigneusement procédé à une enquête concernant tous les services, nous déterminâmes le nombre et la qualité des servants que chacun de ces services devait exiger.

Cette enquête fut suivie d'une épuration dans les rangs du personnel conservé.

Les enfants trouvés, logés dans l'hospice à des titres divers, furent repartis dans les délégations, c'est-à-dire dans les communes rurales des départements voisins, surveillées par les employés, désignés sous le nom de délégués.

Les infirmeries des enfants trouvés adultes de l'un et de l'autre sexe, qui étaient une cause permanente de graves abus, furent supprimées; on ne conserva que deux salles suffisantes pour recevoir les enfants trouvés adultes, qui rentrent momentanément pour être replacés.

On dirigea sur l'hospice de l'Antiquaille les galeux, les teigneux, etc.

Par la sortie de ces diverses catégories d'individus, dont le nombre était de cent trente environ, plusieurs salles devinrent disponibles.

De cette réforme date le classement régulier des frères, des sœurs, et de toute la population de l'hospice, dont le tableau figure à la page 120.

Enfants trouvés. Tour. — Une autre réforme non moins considérable fut relative au service des enfants trouvés. Le régime nouveau, substitué à l'ancien, fut mis en vigueur le 1er octobre 1843. En voici les bases essentielles :

1° Surveillance du tour, qui ne tarda pas à amener sa suppression : car les exposants qui y apportaient des enfants de tous les pays, nationaux ou étrangers, ne voulurent plus encourir des poursuites et des recherches compromettantes. Les enfants furent présentés et reçus à bureau ouvert (1).

2° Suppression des messagers qui venaient chercher les enfants pour les porter aux nourrices des campagnes, cause d'abus de tout genre et de désordres inutiles à rappeler. Les nourrices vinrent elles-mêmes prendre à l'hospice les enfants confiés à leurs soins.

3° Institution des délégués chargés d'adresser des nourrices à l'hospice, de les surveiller dans les campagnes, et de visiter trois fois par an, les enfants qui auparavant n'étaient visités qu'une fois par les frères envoyés en mission à cet effet.

4° Payement des mois de nourrice fait sur les lieux par les percepteurs des communes où sont placés les enfants. Ce mode facile et prompt de payements remplaça celui qui se faisait à l'hospice d'une manière onéreuse pour les nourrices, souvent victimes des inexactitudes, pour ne pas dire plus, des messagers, et cause fréquente d'abus et de procès.

Quels ont été les résultats de ce nouveau système éprouvé déjà par une assez longue expérience? Il est facile de les apprécier à l'aide du tableau suivant; il représente en chiffres moyens les divers

(1) Nous n'avons pas à examiner la question si controversée du tour, de ses avantages et de ses inconvénients; elle est traitée à fond dans le savant ouvrage de MM. Terme et Monfalcon, *Histoire des Enfants trouvés*. Lyon, 1840, grand in-8°.

mouvements comparés du service des enfants pendant les huit années qui ont précédé le régime nouveau et pendant les huit années de son exercice.

ENFANTS TROUVÉS.	1re Périod de 1836 à 1843	2e Période de 1844 à 1851	DIFFÉRENCE.
Enfants admis	1874	1711	163 en moins pr la 2e période
— placés	1636	1438	198 id. pr la 2e id.
— retirés	196	343	147 en plus pr la 2e id.
— décédés	1043	795	248 en moins pr la 2e id.
— à la charge de l'Hospice	9166	8381	785 id. pr la 2e id.

Dans ce tableau comparatif vous voyez quels avantages marqués appartiennent à la seconde période, relativement au nombre différentiel des enfants admis, placés, retirés et restés à la charge de l'hospice. Quant à la mortalité, elle a diminué d'une manière sensible. En premier lieu, elle était d'un sur 8.69; aujourd'hui, elle n'est plus que d'un sur 10.54. En d'autres termes, sur 100 enfants nous en perdions 11.34 ; maintenant, cette perte est réduite à 9.50.

Grâce à ces soins mieux dirigés, grâce à la bonne

organisation du service des nourrices, il n'y a pas aujourd'hui de différence considérable entre la mortalité des enfants trouvés nouveau-nés et celle des enfants du reste de la population. En définitive, nous conservons annuellement 116 enfants qui, sans la réforme du 1er octobre 1843, seraient morts dans la première ou la seconde année de leur existence. Quoique ces faits se passent hors du régime intérieur de l'hospice qui nous occupe spécialement, ils s'y rattachent et sont d'ailleurs d'un si grand intérêt qu'ils devaient être mentionnés.

Vieillards. — Les vieillards des deux sexes se divisent naturellement en trois classes : les valides, les infirmes ou caducs, et les malades.

Une salle immense, ayant 129 mètres de longueur sur 25 mètres de largeur, était affectée au logement des vieillards valides et caducs des deux sexes, séparés par un galandage de 2 mètres de hauteur. A l'extrémité de chacune de ces deux divisions étaient réservés un certain nombre de lits pour les infirmes.

Comme cet emplacement des vieillards était sans cesse habité, et que les valides n'en sortaient momentanément que pour se rendre au réfectoire ou à la promenade aux jours permis, il y régnait, malgré les soins donnés à la ventilation, une puanteur repoussante; l'air y était constamment vicié et fort insalubre.

Les infirmes ou caducs de l'un ou de l'autre sexe furent installés dans deux salles spéciales, où ils reçoivent les soins particuliers qu'exige leur état.

Quant aux vieillards valides, il fut décidé qu'ils n'occuperaient que pendant la nuit la salle en question, considérée désormais comme dortoir; que, pendant le jour, ils habiteraient des ouvroirs créés à cet effet à l'étage supérieur. Les abords en sont faciles : deux escaliers larges et à pente douce servent l'un aux vieux, l'autre aux vieilles. Les ouvroirs, orientés à l'est et à l'ouest, sont percés de fenêtres opposées; la vue s'étend sur le Rhône et les plaines du Dauphiné. Dans la partie centrale du plafond on a construit une rangée de huit lanternons munis de châssis d'évent, qui complètent la ventilation et donnent encore plus de clarté. Ces salles de récréation ou de travail sont d'un aspect agréable, fraîches en été et chauffées en hiver. D'après le nouveau règlement, les vieillards quittent le matin leurs dortoirs, qu'on a la facilité d'aérer largement aussitôt après ce départ, ce qu'il était impossible de faire convenablement auparavant.

Ainsi donc, par suite de ce régime nouveau, les vieillards n'entrent jamais que dans un milieu salubre, soit ouvroir, soit réfectoire, soit enfin dortoir, bien purifié pendant leur absence. De plus, ils ont la faculté d'aller à la promenade hors de l'hospice trois fois par semaine : ce sont là des conditions hygiéniques excellentes. Elles rappelleront notre attention.

A propos des vieillards valides, c'est ici le lieu de parler d'une réforme salutaire. Suivant une ancienne coutume et sur la demande des familles, nos vieillards sont fort souvent appelés à figurer, une torche à la main, dans les funérailles des habitants de notre ville. Ces pauvres vieillards octogénaires, ou à peu près, puisque le moins âgé est à sa soixante - treizième année, accompagnent le cercueil. On exigeait qu'ils se rendissent ainsi jusqu'au cimetière de Loyasse. Parcourir ce long trajet, gravir cette montagne, quelle fatigue et quel danger en tout temps, mais surtout pendant les intempéries de l'hiver et les chaleurs de l'été! Une si rude corvée n'était-elle pas incompatible avec l'âge avancé et la faiblesse de nos vieillards? Au retour, plusieurs d'entre eux tombaient malades; d'autres, évanouis en chemin, étaient rapportés mourants à l'infirmerie de l'hospice, dont j'étais alors médecin. Touché de ce lamentable spectacle, je profitai de mon entrée dans le Conseil pour demander que cette coutume du moyen-âge, à laquelle tiennent les familles lyonnaises, fût sinon abolie, au moins modifiée de manière à n'être plus nuisible. Je proposai de la laisser subsister, mais sous la condition expresse que, s'arrêtant au pied de la côte, nos vieillards fussent de là ramenés à l'hospice sous la conduite d'un frère. Dans votre séance du 2 mars 1842, vous voulûtes bien sanctionner ma proposition. A dater de ce jour, ses bons résultats ont pu être constatés.

Deux infirmeries bien aérées reçoivent les vieux et les vieilles, aussitôt qu'ils sont atteints de maladies. Telle a été l'organisation du régime des vieillards.

Incurables. — Les incurables occupent des dortoirs dans lesquels on a pratiqué des séparations, de manière à former une sorte de cabinet pour chacun des individus composant cette catégorie. Les cloisons d'une hauteur de deux mètres, reliées par une corniche, avec tringles et rideaux, laissent une libre circulation à l'air dans la région supérieure ainsi que dans la partie inférieure, près du parquet dont les cloisons sont séparées par un intervalle de 10 centimètres.

Dans les salles que les incurables occupaient antérieurement, on avait déjà adopté le système des cloisons, par suite d'un don anonyme de six mille francs fait en 1838 à l'hospice, dans cette intention formellement exprimée.

Enfants malades. — Les enfants malades appartenant à l'agglomération lyonnaise sont traités dans des salles au nombre de sept, situées au premier étage, et qui par leur proximité forment un hôpital du jeune âge enclavé dans l'hospice. Une huitième salle, entièrement séparée, reçoit les enfants varioleux, qui auparavant restaient mêlés avec les autres malades. Cette mesure a été très salutaire.

Pour les cas de médecine, les admissions ont lieu de deux ans à quatorze ans inclusivement;

Pour les cas de chirurgie, dès le moment de la naissance; et alors la mère qui allaite l'enfant est couchée et nourrie dans une salle particulière affectée à ce genre de service.

Dans le principe, deux salles seulement furent ouvertes pour les enfants de deux à douze ans : c'étaient les salles St-Ferdinand et Ste-Marie (1). Vous voyez quel développement a pris cette institution bienfaisante, qui comble une lacune dans les secours publics donnés à la classe pauvre, et qui permet de soustraire au contact des adultes ces enfants auparavant reçus à l'Hôtel-Dieu. Espérons que, par un nouvel accroissement de cet hôpital du jeune âge, les enfants malades, étrangers à notre ville, pourront y trouver place et ne plus faire partie de la population de l'Hôtel-Dieu qui doit être uniquement composée d'adultes.

A la Charité, comme à l'Hôtel-Dieu, les salles d'autopsies cadavériques et de dissection étaient placées sous les combles; on y arrivait par l'escalier qui longe la pharmacie et conduit à l'infirmerie des vieilles. Cet escalier, aujourd'hui l'un des plus

---

(1) Pour chaque enfant admis, il fallait que les parents payassent 50 centimes par jour. J'obtins, en ma qualité de président de l'Administration des salles d'asile, une réduction de 25 centimes en faveur des enfants inscrits sur les listes de cette institution. — Plus tard cette faveur devint générale, et enfin l'admission eut lieu gratuitement pour tous les petits malades. C'est par une délibération récente que les limites de l'âge d'admission ont été prolongées jusqu'à 14 ans inclusivement.

beaux de la maison, était dénaturé par la maçonnerie qui remplissait ses arcades aujourd'hui restaurées, et de plus servait de poulailler.

Ces salles de dissection et d'autopsies cadavériques avaient été réunies, en 1838, au dépôt des morts, dans une ancienne écurie sise au coin de la cour St-Martin. Outre que c'était là un affligeant spectacle offert à la vue de tout le monde de la maison, c'était un foyer d'infection; et, comme il y a un réfectoire contigu à cet emplacement, les mouches, attirées par l'odeur des mets, quittaient les cadavres pour envahir les tables à toutes les heures des repas.

Aujourd'hui le dépôt des morts et ses annexes sont relégués sous la voie charretière de la cour de la pharmacie, dans un local isolé, spacieux, bien aéré, exempt de mauvaise odeur et dérobé aux regards. Ce local, loué auparavant au public, est ainsi rentré très utilement dans le service de l'hospice.

Dans la cour St-Joseph un petit corps de bâtiment d'un seul étage a été construit pour la matelasserie et autres usages; on y a ménagé une pièce où se réunissent les vieillards qui ne peuvent se priver de l'habitude de la pipe. Le rez-de-chaussée a été disposé pour faire un établissement de bains.

Au moment où s'achevait cette construction, nous recherchions les moyens de fournir aux vieillards une sortie indépendante, afin qu'ils pussent descendre de leur salle sans être obligés de traverser celle des vieilles. Déjà plusieurs projets étaient à l'étude, lorsqu'en désignant l'endroit qui me semblait le plus convenable pour l'emplacement d'un escalier, j'en découvris un tout fait, en pierre de taille, très bien conservé et d'un fort bon style. Il n'y eut absolument qu'à le mettre en évidence en faisant disparaître les planchers qui couvraient son entrée dans la salle, et la maçonnerie qui bouchait sa communication avec la voie charretière de la cour. Si je cite ce fait, c'est pour montrer jusqu'à quel point l'édifice était dénaturé de toutes parts.

Cette cour St-Joseph, où sont placés la buanderie et le lavoir, avait, comme la cour analogue de l'Hôtel-Dieu, l'inconvénient d'une humidité causée et entretenue par les vapeurs en stagnation. On déblaya la voie charretière, qui avait été mise en location et séparée à cet effet de l'intérieur du claustral au moyen d'un mur; on substitua une grille de fer à la porte cochère donnant sur le quai: il n'en fallut pas davantage pour changer entièrement les conditions atmosphériques de la cour et de tout le voisinage. Ce fut le même résultat que celui qui avait été obtenu à l'Hôtel-Dieu.

A la faveur de ce procédé, quatre grandes voies charretières aboutissant au quai, d'autres situées au côté opposé sur la rue de la Charité, sont devenues de puissants ventilateurs qui renouvellent sans cesse l'air confiné des cours et des galeries.

Les approvisionnements de l'hospice, les dépôts de linges et d'étoffes étaient disséminés dans une foule de baraques qu'on venait de démolir. Un magasin général, assez vaste pour contenir tous ces objets, était commandé par l'ordre et l'économie. Je crus pouvoir tirer parti, pour l'établir, d'un corps de bâtiment où existait encore un de ces faux planchers partout démolis. — Il y avait là un rez-de chaussée et un entresol. Comme le rez-de-chaussée était de quatre-vingt-dix centimètres en contre-bas du niveau des cours, on le couvrit d'une couche de bitume. Une large voie, ménagée au centre des divisions établies pour les approvisionnements de natures diverses, conduit à un large escalier par lequel on monte à l'étage supporté par le faux plancher ; celui-ci est coupé, comme le pont d'un navire, par trois grandes ouvertures entourées de balustrades : elles contribuent à favoriser la circulation de l'air, et à faciliter les communications entre les gens de service. Ce magasin général, d'un bel aspect, exempt de toute humidité, est fort commode et par ses agencements et par sa position centrale dans l'hospice.

Des cuvettes inodores furent appliquées à toutes les anciennes latrines et à plusieurs autres récemment construites dans diverses parties des services. Par l'effet de cet appareil et des lanternons ventilateurs posés au sommet des cabinets, on fut affranchi de toute mauvaise odeur, à tel point que l'on a pu placer impunément dans quelques coins de nos salles des latrines dont la présence est inoffensive.

Pendant ce temps on démolissait les nombreuses baraques et les faux planchers qui remplissaient diverses galeries et notamment celle du rez-de-chaussée de la cour de la pharmacie. Les arcades furent rouvertes ainsi que les fenêtres de la pièce correspondante. — En prolongeant ce travail jusqu'à la barrière du quai où l'on plaça une grille, la vue et l'aération purent s'étendre du quai du Rhône à la rue de la Charité. De ce côté la galerie fut terminée par une immense fenêtre cintrée, munie d'une persienne.

Les chambres destinées aux élèves internes avaient été établies dans les soupentes des galeries. Ces logements, aussi insalubres qu'ignobles, disparurent avec les échafaudages qui les soutenaient. Les élèves internes habitèrent des chambres commodes au-dessus de la pharmacie.

Celle-ci fut assainie d'abord par l'aération donnée à son entourage, par la démolition du mur qui bouchait une voie charretière contiguë, actuellement libre, aboutissant au quai du Rhône, qu'on aperçoit au travers d'une grille en fer. La pharmacie fut assainie ensuite par la démolition de la maçonnerie qui remplissait les belles arcades de sa façade. Ce cachot sombre, humide, malsain, devint une des belles parties de l'édifice; on y fit un parquet et de nouveaux agencements. En un mot, tout ce local et ses dépendances éprouvèrent une complète transformation. Les visiteurs de l'hospice y admirent une pièce ornée de boiseries qui datent des premières années du règne de Louis XIV, et qui, privées d'air, tombaient de vétusté dans cet humide emplacement.

Aujourd'hui les sœurs hospitalières attachées au service de la pharmacie sont parfaitement exemptes des maux chroniques qu'elles y éprouvaient constamment.

Dans la salle de la crèche, on plaçait au milieu des enfants sains, les enfants atteints de la syphilis. Ceux-ci furent couchés dans une salle voisine, contenant sept berceaux à l'usage exclusif des nouveau-nés vénériens. Tous les ustensiles nécessaires à ce nouveau service spécial ne furent plus confondus avec ceux du service général.

On organisa, pour les nourrices qui chaque jour viennent chercher les enfants nouveau-nés, des dortoirs et une salle particulière spacieuse, bien aérée, où elles se réunissent et travaillent en commun. Elles peuvent se promener dans le jardin de la crèche. Les communications avec les personnes du dehors, et les sorties, ayant occasionné de graves abus, leur ont été interdites.

La salle Ste-Pélagie pour les filles accouchées ne suffisant pas aux besoins, on augmenta l'étendue de ce service par l'adjonction d'une nouvelle salle et d'une autre salle destinée à l'accouchement. Ces locaux annexes, qui servaient aux cours de chimie de l'école, sont exposés au levant et au couchant et parfaitement salubres. Toutefois, nous rappellerons bientôt votre attention sur la disposition matérielle des salles destinées aux filles enceintes et accouchées.

La chapelle intérieure des vieillards, qui était

sombre, humide, insalubre, fut assainie par la réouverture de quatre grandes fenêtres dont on enleva la maçonnerie; on ouvrit à l'entrée une large porte cintrée.

La restauration de l'église, qui ne put s'accomplir sans des travaux d'art difficiles, fut complétée par un calorifère d'autant plus utile que les crues du Rhône la rendaient froide et humide. La chapelle où les enfants nouveau-nés reçoivent le baptême était, suivant l'usage, cachée par des planches étendues sur la porte cintrée qui donne dans l'église; on les fit disparaître, et la grille en fer de forme élégante, remise à neuf, établit une communication entre l'église et cette chapelle annexe.

Tous les tableaux furent restaurés non-seulement dans le lieu saint, mais encore dans le reste de la maison, qui en possède quelques-uns d'un assez grand mérite. Je ne peux m'empêcher de porter les regards sur le tableau allégorique de la Charité, dont la libéralité d'un peintre lyonnais célèbre et regretté, M. Orsel, a orné la salle du Conseil. Cette belle composition, sortie des mains d'un artiste qui n'a produit que des œuvres admirées, menaçait ruine : heureusement restaurée, elle peut braver maintenant les injures du temps (1).

(1) Deux autres tableaux religieux, attribués à Lebrun, et la belle vierge de Sasso-Ferrato, entourée d'une guirlande de fruits par Michel-Ange des batailles, placés aujourd'hui dans le réfectoire de la communauté, ont été sauvés d'une perte imminente par une intelligente restauration due à M. Dumas.

La lingerie, les réfectoires, les bureaux de l'économat et du service des enfants, les logements des aumôniers et du chirurgien-major, les dortoirs des frères et des sœurs, leurs infirmeries particulières, éprouvèrent non pas seulement une restauration, mais un changement radical, par suite de déplacements, de transpositions, et de distributions toutes nouvelles. Elles étaient motivées par la pensée d'ensemble et opérées dans le but de classer, de grouper aussi régulièrement que possible, les catégories si diverses de notre population hospitalière.

L'infirmerie des sœurs, par exemple, occupait une salle enclavée dans le nouvel hôpital d'enfants; il fallut nécessairement s'en emparer pour ce service spécial. Une autre salle plus convenable au deuxième étage devint l'infirmerie des sœurs. Puisque nous avons parlé de cette nouvelle salle des enfants, il est à propos de rappeler en deux mots ce qu'elle était et ce qu'elle est devenue au point de vue de la salubrité. Privé de ventilation transversale, ne recevant l'air que par la seule rangée de fenêtres qui l'éclairent, ce local était constamment imprégné de mauvaise odeur, très humide, et réputé avec juste raison malsain. Aussitôt qu'il fut évacué, nous l'examinâmes, M. l'architecte et moi, avec la résolution de ne le livrer à l'hôpital des enfants qu'après y avoir corrigé complètement les vices inhérents à la disposition primitive. Le mur qui fait le fond de ce local est adossé à l'Hôpital militaire : l'humidité provenait-elle de quelque filtration dans les joints des pierres? L'eau ruisselait à la surface des crépis, mais on put constater, en abattant quelques fragments de cet enduit, que l'épaisseur du mur était irréprochable : donc l'humidité n'était que le produit de la respiration et de la transpiration cutanée des personnes qui habitaient cette pièce dépourvue d'une aération suffisante. Il ne s'agissait plus que de créer une ventilation : nous y parvînmes en ouvrant deux ventilateurs à fleur du parquet, contre le mur du fond et aux deux extrémités de la pièce; en pratiquant, en outre, dans le plafond et le toit et toujours près du mur, trois larges ouvertures surmontées de lanternons vitrés à châssis mobiles. L'effet de ces ventilateurs fut si heureux, que cette salle est devenue depuis tout aussi salubre que les autres; car le renouvellement de l'air s'y opère d'une manière facile, prompte et complète, par les vasistas des lanternons opposés à la rangée de fenêtres. Peut-être trouvera-t-on ces explications trop minutieuses, cependant elles ont leur importance. En fait de salubrité, rien ne doit être négligé, et c'est souvent, comme nous l'avons déjà dit et prouvé, par des moyens fort petits en apparence qu'on obtient de grands et utiles résultats.

Les enfants convalescents ont pour promenoir des cours ombragées par des arbres et égayées par des parterres remplis de fleurs. La cour St-Nicolas est attribuée aux garçons, la cour Ste-Catherine aux filles. — Toutes les autres cours ont reçu également des plantations, des bancs de repos, et partout la verdure et les massifs de fleurs rompent la monotonie du pavé et des murailles.

Aujourd'hui que le jardin de la crèche, entouré d'une grille élégante, est visible à tous ceux qui parcourent la maison, on le reconnaît à la statue en marbre qui s'y élève sur un piédestal entouré de verdure et de fleurs : c'est celle de cet homme inspiré de Dieu, dont la charité victorieuse fonda les établissements en faveur des enfants trouvés et abandonnés. Voilà bien la figure vénérée de saint Vincent de Paul : il tient un enfant dans ses bras, et va recueillir celui qui implore son secours. Il domine de cette place l'œuvre des pauvres enfants délaissés. Sa présence ravive dans tous les cœurs le sentiment chrétien, dont il fut le touchant et sublime modèle. — Lorsque M. Roccoffort de Vinières fit, en 1834, un legs de 10,000 francs à l'Administration, pour que les traits de saint Vincent de Paul fussent toujours présents aux yeux des serviteurs des pauvres, il fut animé d'une belle pensée. Cette statue, exécutée par M. Marochetti, et érigée en 1846, n'est pas simplement un ornement pour notre hospice de la Charité, elle y est un exemple et un encouragement (1).

---

(1) L'exécution de cette statue avait été confiée par l'Administration à M. le comte L. de Ruolz, alors professeur à l'Ecole des beaux-arts de Lyon. Son projet à mi-grandeur, sur lequel j'eus l'honneur de présenter un rapport au nom d'une commission, avait été accueilli avec la plus grande

Nous renonçons à poursuivre l'énumération détaillée des travaux exécutés dans cette période d'années. Il suffira de rappeler qu'ils ne pouvaient avoir d'efficacité dans l'intérieur des salles que par le concours des travaux exécutés au dehors, c'est-à-dire dans les galeries et les cours. Aussi marchaient-ils simultanément.

Nous pûmes enfin, non sans de grandes difficultés, supprimer, ici comme à l'Hôtel-Dieu, les lavages des salles, qui furent mises en couleur, cirées et frottées. Toutes leurs dépendances, et notamment les souillardes, furent l'objet d'une réparation générale.

Peut-être parviendrons-nous à donner une idée de la transformation singulière que cet hospice a éprouvée dans toutes ses parties, en faisant connaître le chiffre des ouvertures tant portes que fenêtres qu'on y a rendues à leur destination. En voici le compte : cent sept arcades, cent vingt-cinq fenêtres, vingt portes avaient été bouchées par la maçonnerie; toutes les autres fenêtres conservées étaient assombries par des barreaux et, de plus, par un grillage à mailles serrées dont on les a délivrées. — Il faut ajouter que les voies charretières et leur issue sur

---

faveur par le Conseil. Malheureusement empêché par la maladie de poursuivre son travail, M. de Ruolz en prévint l'Administration qui dut, dans un délai fixé par le testateur, accomplir ses volontés. Son choix se fixa sur un statuaire connu par de grands et beaux ouvrages, M. Marochetti.

le quai ou la rue de la Charité, avaient été séparées de l'hospice par des murs.

1848—1852.

Sous la direction de M. Thollon, administrateur de l'intérieur de l'établissement, de nouveaux travaux ont été faits non-seulement pour maintenir la propreté des cours, des galeries et des salles, mais encore dans l'intention d'améliorer de plus en plus le régime de notre population hospitalière.

Ainsi, dans le service des vieilles on a donné plus d'espace au cabinet des latrines; on a planchéïé la salle des hommes caducs. Celle des femmes caduques a été bitumée, et l'on y a augmenté l'aération au moyen de ventilateurs ouverts dans le plafond.

On a restauré plusieurs pièces, notamment le logement de l'économe.

Le rez-de-chaussée du corps de bâtiment de la cour St-Honoré, disposé, comme nous l'avons dit, pour former les salles de bain, contient maintenant trente baignoires disposées d'une manière très confortable.

Un séchoir dans de bonnes conditions, et une machine hydro-extracteur semblable à celle de l'Hôtel-Dieu, complètent le service de la buanderie et du lavoir.

L'Administration a dû fournir, conformément à la loi, les éléments d'une clinique d'accouchement pour l'instruction des élèves de l'Ecole de médecine. C'était d'une difficulté extrême, car non-seulement nous n'avions point de local disponible, mais encore dans les corps de bâtiments qui paraissaient convenables pour cette nouvelle destination la population hospitalière était déjà trop nombreuse. Après de vaines recherches et bien des combinaisons stériles, on dut se résigner à un grand sacrifice. Nous venions de terminer, avec beaucoup de peine et à grands frais, l'hôpital des enfants, et de rétablir jusque vers la rue de la Charité la galerie qui longe la salle Ste-Hélène. Eh bien! c'est dans cette enceinte spéciale qu'on a été obligé d'enclaver la clinique obstétricale et ses dépendances : il a fallu refaire une construction dans cette portion de la galerie déblayée et restaurée depuis si peu de temps, et qui, par ses jours sur la rue de la Charité, donnait de l'air et de la lumière à ce quartier du claustral. Il a fallu gâter l'harmonieuse disposition des salles des enfants malades, diminuer l'air, la lumière et l'espace, si nécessaires aux besoins de ce service! Puisse cet état de choses, qui nous a fait rétrograder dans la voie de nos restaurations architecturales et des améliorations sanitaires, n'être que provisoire! Espérons que bientôt il sera possible de faire cesser cet état de gêne et de compression, si préjudiciable à l'intéressante institution de l'hôpital des enfants! L'inconvénient grave dont nous nous plaignons n'empêche pas qu'on ne se plaigne aussi, d'un autre côté, de ce que la clinique obstétricale est trop à l'étroit. On a raison; sa véritable place n'est pas là. Tout pourra se concilier par la translation de cette clinique dans un autre emplacement de l'hospice où elle sera dotée de meilleures conditions, et alors notre service des enfants n'aura plus à souffrir de ce voisinage vraiment affligeant.

La population de l'hospice de la Charité étant divisée en catégories très diverses, on ne peut se rendre compte de son mouvement général qu'après avoir passé en revue les mouvements particuliers qui appartiennent à chacune des divisions du service : c'est la marche que nous avons suivie en dressant les tableaux ci-après; ils comprennent deux périodes de huit années. La première commence au 1er janvier 1834, et finit au 31 décembre 1841. La seconde embrasse les huit années qui ont suivi la restauration matérielle du claustral et la réorganisation du personnel servant, ainsi que la distribution méthodique de la population de tout âge et de toutes conditions dont l'hospice est le refuge. De l'étude comparative de ces deux périodes sortiront des aperçus, des réflexions et des propositions qui, ce nous semble, ne seront point sans utilité.

TABLEAUX.

Incurables.

PREMIÈRE

ANNÉES.	POPULATION GÉNÉRALE de l'hospice, y compris les Incurables.	POPULATION DES INCURABLES restants au 31 décembre.	POPULATION DES INCURABLES entrés et rentrés.
1834	5777	57	16
1835	5418	52	12
1836	5887	48	20
1837	5964	51	26
1838	7054	51	32
1839	7242	55	36
1840	7137	50	16
1841	7304	50	23
	51783		181
	45958	238	

SECONDE

ANNÉES.	POPULATION GÉNÉRALE de l'hospice, y compris les Incurables.	POPULATION DES INCURABLES restants au 31 décembre.	POPULATION DES INCURABLES entrés et rentrés.
1845	5794	53	18
1846	6790	47	22
1847	7933	52	34
1848	9523	54	29
1849	9915	55	22
1850	7974	56	35
1851	8164	59	21
1852	8436	58	26
	64529		207
	58106	260	

	ENTRÉS et RESTANTS.	MORTS.
Première période	238	49
Seconde période	260	58
En plus.	22	9

Incurables.

PÉRIODE.

DÉCÈS		RAPPORT		OBSERVATIONS.
sur la totalité de la Population.	des Incurables.	de la Population des Incurables avec la Population générale.	des décès des Incurables avec ceux de l'hospice.	
417	6	1/ 79e	1/ 69e	
501	4	1/ 84	1/125	
503	4	1/ 86	1/125	
475	9	1/ 77	1/ 53	
467	4	1/ 85	1/117	
474	7	1/ 79	1/ 68	
599	6	1/108	1/ 99	
650	9	1/100	1/ 72	
4086	49	1/ 93e	1/ 83e	
				1 sur 4/85
PÉRIODE.				
379	4	1/ 81e	1/ 95e	
504	17	1/ 98	1/ 24	
745	15	1/ 92	1/ 43	
600	6	1/114	1/100	
518	5	1/130	1/103	
409	4	1/ 87	1/102	
484	6	1/102	1/ 80	
449	1	1/100	1/449	
4088	58	2/ 23e	1/ 70	
				1 sur 4/48

Sur 100 Incurables. . . . . . 0.20 morts.
— id. id. . . . . . . 0.22 id.

Vieillards.

PREMIÈRE

ANNÉES.	RESTANTS AU 31 DÉCEMBRE.		ENTRÉS.	
	Hommes.	Femmes.	Hommes.	Femmes.
1834	150	251	51	61
1835	150	236	87	72
1836	147	210	105	132
1837	148	229	72	123
1838	141	224	117	107
1839	147	233	114	89
1840	153	229	100	114
1841	144	209	157	156
			803	854
Population	Hommes	953	2058	
	Femmes	1103		

SECONDE

ANNÉES.	RESTANTS AU 31 DÉCEMBRE.		ENTRÉS.	
	Hommes.	Femmes.	Hommes.	Femmes.
1845	155	239	108	93
1846	155	239	75	93
1847	155	231	138	163
1848	155	234	94	94
1849	150	232	94	100
1850	156	223	110	140
1851	158	234	106	135
1852	159	235	125	120
			850	938
Population	Hommes	1005	2182	
	Femmes	1177		

Vieillards.

PÉRIODE.

MORTS. Hommes.	MORTS. Femmes.	MORTALITÉ ANNUELLE. Hommes.	MORTALITÉ ANNUELLE. Femmes.	MORTALITÉ PAR PÉRIODE.
34	60	1 sur 5.9	1 sur 5.0	
55	87	— 4.3	— 3.5	Hommes 1 sur 2.1
67	97	— 3.7	— 3.5	
70	106	— 3.1	— 2.3	
48	59	— 5.3	— 5.6	
47	50	— 5.5	— 6.4	Femmes 1 sur 1.7
52	100	— 4.8	— 3.4	
62	85	— 4.8	— 4.3	
435	644			
1079				

1re Période : 1 sur 1.9

Rapport avec la Population générale : 1/22e

— — Mortalité générale : 1/3 7/10e

PÉRIODE.

Morts Hommes.	Morts Femmes.	Mortalité annuelle Hommes.	Mortalité annuelle Femmes.	Mortalité par période.
52	69	1 sur 5.0	1 sur 4.8	
41	83	— 5.6	— 4.0	Hommes 1 sur 2.5
89	126	— 3.3	— 3.1	
42	76	— 5.9	— 4.3	
36	83	— 6.7	— 4.0	
33	54	— 8.0	— 6.7	Femmes 1 sur 1.8
34	82	— 7.7	— 4.5	
61	79	— 4.6	— 4.4	
388	652			
1040				

2me Période : 1 sur 2.0

Rapport avec la Population générale : 1/26e

— — Mortalité générale : 1/3 1/9e

Vieillards.

RÉCAPI

	HOMMES		FEMMES	
	admis et restants.	morts.	admises et restantes.	mortes.
1re Période	953	435	1105	644
2me Période	1005	388	1177	652
En plus	52		72	8
En moins		47		
	VIEILLARDS (hommes et femmes).			
1re Période	2058	1079		
2me Période	2182	1040		
En plus	24			
En moins		39		

Vieillards.

TULATION.

1re Période : sur 100 hommes admis	45.6	morts.
2me id. id.	38.6	id.
1re Période : sur 100 femmes admises	58.2	mortes.
2me id. id.	55.3	id.
1re Période : sur 100 vieillards admis (hommes et femmes)	51.9	morts.
2me id. id.	47.6	id.

Filles-mères.

PREMIÈRE

ANNÉES.	POPULATION GÉNÉRALE de l'hospice, y compris les filles-mères.	POPULATION DES FILLES-MÈRES restantes au 31 décembre.	POPULATION DES FILLES-MÈRES entrées.
1834	5777	18	623
1835	5418	19	618
1836	5887	18	644
1837	5964	24	600
1838	7054	16	590
1839	7242	19	639
1840	7137	22	681
1841	7304	34	719
	51783		5114
	45958	5132	

SECONDE

ANNÉES.	GÉNÉRALE	restantes	entrées
1845	5794	39	709
1846	6790	32	799
1847	7933	59	894
1848	9523	54	1016
1849	9915	90	1020
1850	7974	59	1032
1851	8164	71	1176
1852	8436	74	1175
	64529		7821
	58106	7860	

	ENTRÉES et RESTANTES.	MORTES.
Première période. . . .	5132	97
Seconde période. . . .	7860	254
En plus.	2728	157

Filles-mères.

PÉRIODE.

DÉCÈS		RAPPORT		OBSERVATIONS.
sur la totalité de la population	des filles-mères.	de la population des filles-mères avec la population générale.	des décès des filles-mères avec ceux de l'hospice.	
417	10	1/ 9e	1/ 64e	
501	17	1/ 9	1/ 29	
503	13	1/ 8	1/ 38	
475	19	1/ 8	1/ 25	
467	10	1/10	1/ 46	
474	12	1/ 9	1/ 39	
599	4	1/10	1/149	
650	12	1/ 8	1/ 54	
4086	97	1/ 8e 9/10	1/ 42e	
				1 sur 52.9

PÉRIODE.

379	29	1/ 6e	1/ 13e	
504	27	1/ 7	1/ 19	*
745	60	1/ 7	1/ 12	En 1847 la péritonite a régné pendant 8 mois.
600	24	1/ 7	1/ 25	
518	8	1/ 8	1/ 64	Au printemps de 1850, la péritonite a paru ; elle a reparu en décembre et a continué jusqu'en mai 1851.
409	38	1/ 6	1/ 11	
484	46	1/ 6	1/ 10	
449	22	1/ 6 1/7	1/ 20	Au mois de mai 1852 il y a eu quelques cas de péritonite.
4088	254	1/ 7 1/2	1/ 16e	
				1 sur 30.9

Sur 100 filles-mères. . . . . 1.8 mortes.
— id. id. . . . . 3.2 id.

Enfants trouvés. (Mouvement intérieur.)

PREMIÈRE

ANNÉES. 1.	POPULATION GÉNÉRALE de l'hospice, compris les enfants. 2.	POPULATION DES ENFANTS restants au 31 décembre. 3.	POPULATION DES ENFANTS entrés et rentrés. 4.
1834	5777	132	2160
1835	5418	155	2288
1836	5887	132	2485
1837	5964	154	2502
1838	7054	170	2683
1839	7242	183	3052
1840	7137	213	2889
1841	7504	229	2806
	51783		20865
	45958	20997	

SECONDE

ANNÉES.	GÉNÉRALE	restants au 31 décembre.	entrés et rentrés.
1845	5794	194	1726
1846	6790	62	1911
1847	7933	98	2474
1848	9523	312	2721
1849	9915	97	2807
1850	7974	61	2483
1851	8164	60	2393
1852	8436	57	2444
	64529		18959
	58106	19153	

	ENTRÉS et RESTANTS.	MORTS.
Première période. . . .	20997	2210
Seconde période	19153	955
En moins.	1844	1255

Enfants trouvés. (Mouvement intérieur.)

ÉRIODE.

DÉCÈS		RAPPORT		DÉCÈS DES ENFANTS de la naissance à un an (compris col. 6).	OBSERVATIONS.
sur la totalité de la population	des enfants.	de la population des enfants avec la population générale.	des décès des enfants avec ceux de l'hospice.		
5.	6.	7.	8.	9.	10.
417	255	1/2 1/2	1/2 1/6	247	Dans cette période, les élèves infirmes ont toujours fait partie de la population. La moyenne des décès de cette classe est de 7.5
501	330	1/3 1/3	1/2 1/3	311	
503	284	1/3 1/3	1/2	271	
475	218	1/2	5/6	193	
467	227	1/3 1/4	1/2	203	
474	271	1/3 1/3	1/2 1/7	239	
599	293	1/3 1/3	1/2	240	
600	332	1/3 1/4	1/2	289	
4086	2210	1/2 1/6	1/2 5/6	1993	
					1 sur 9.5

PÉRIODE.

5.	6.	7.	8.	9.	10.
379	118	1/3	1/3	108	Dans ces deux années beaucoup d'enfants rentrèrent de la campagne.
504	105	3/9	1/5	99	
745	167	1/3 1/10	2/10 1/2	116	
600	146	1/3	2/10 1/2	107	
518	117	1/3	1/5	108	
409	100	1/3 1/3	1/4	104	
484	95	1/3 1/20	2/10	90	
449	107	1/3 1/3	1/4	101	
4088	955	1/3	1/4 4/6	833	
					1 sur 20.0

Sur 100 enfants. . . . . 10.5 morts.
— id. id. . . . . 4.9 id.

Enfants civils malades.

PREMIÈRE

ANNÉES.	POPULATION GÉNÉRALE de l'hospice, y compris les enfants.	POPULATION DES ENFANTS restants au 31 décembre.	POPULATION DES ENFANTS entrés.
1834	5777	»	468
1835	5418	35	1
1836	5887	1	121
1837	5964	13	209
1838	7054	10	386
1839	7242	20	397
1840	7137	26	411
1841	7304	23	389
	51783		2382
	45958	2382	

SECONDE

ANNÉES.	POPULATION GÉNÉRALE de l'hospice, y compris les enfants.	POPULATION DES ENFANTS restants au 31 décembre.	POPULATION DES ENFANTS entrés.
1845	5794	28	761
1846	6790	106	1533
1847	7933	99	1856
1848	9523	104	1639
1849	9915	93	1736
1850	7974	101	1661
1851	8164	127	1809
1852	8436	91	1911
	64529		12906
	58106	12934	

	ENTRÉS et RESTANTS.	MORTS.
Première période. . . .	2382	559
Seconde période. . . .	12934	1622
En plus.	10552	1063

Enfants civils malades.

PÉRIODE.

DÉCÈS sur la totalité de la population	DÉCÈS des enfants.	RAPPORT de la population des enfants avec la population générale.	RAPPORT des décès des enfants avec ceux de l'hospice.	OBSERVATIONS.
417	48	1/ 12e	1/ 8e 4/6	
501	5	1/128	1/500	
503	36	1/ 43	1/ 14	
475	51	1/ 23	1/ 9	
467	93	1 /16	1/ 5	
474	84	1/ 15	1/ 6	
599	122	1/ 14	1/ 5	
650	120	1/ 15	1/ 5	
4086	559	1/ 19e	1/ 7e	
				1 sur 4.2

PÉRIODE.

DÉCÈS sur la totalité de la population	DÉCÈS des enfants.	RAPPORT de la population des enfants avec la population générale.	RAPPORT des décès des enfants avec ceux de l'hospice.	OBSERVATIONS.
379	109	1/6e	1/ 3e	
504	231	1/3 1/6	2/ 5	
745	285	1/4 1/6	1/ 4 1/2	
600	230	1/4 1/8	1/ 4 1/2	
518	207	1/4 1/9	2/ 5	
409	168	1/4	2/ 5	
484	215	1/3 1/6	4/ 9	
449	177	1/4	2/ 5	
4088	1622	1/4 1/2	6/ 15e	
				1 sur 7.9

Sur 100 enfants . . . . 23.4 morts.
— id. id. . . . . 12.5 id.

Mouvement général.

PREMIÈRE

ANNÉES.	RESTANTS au 31 décembre de l'année précédente.	ENTRÉS pendant l'année.
1834	782	4995
1835	801	4617
1836	728	5159
1837	793	5171
1838	792	6262
1839	847	6395
1840	913	6224
1841	951	6353
		45176
	45958	

SECONDE

ANNÉES.	RESTANTS au 31 décembre de l'année précédente.	ENTRÉS pendant l'année.
1845	899	4895
1846	835	5955
1847	881	7052
1848	1109	8414
1849	941	8974
1850	849	7125
1851	916	7248
1852	892	7544
		57207
	58106	

	ENTRÉS et RESTANTS.	MORTS.
Première période. . .	45958	4086
Seconde période . . .	58106	4088
En plus	12148	2
En moins	»	»
Suivant la proportion, la seconde période aurait dû donner. .	5166	
Elle n'a donné que	4088	
Différence en moins. . . .	1078 ou 1/4	

Mouvement général.

PÉRIODE.

MORTS.	MORTALITÉ ANNUELLE.	OBSERVATIONS.
417	1 sur 13.8	
501	— 10.8	
503	— 11.7	
475	— 12.6	
467	— 15.1	Militaires malades, 479 dont 23 morts.
474	— 15.3	
599	— 11.9	Id. 177 18 id.
650	— 11.2	Id. 266 27 id.
4086		922 68
	1 sur 11.2	

PÉRIODE.

MORTS.	MORTALITÉ ANNUELLE.	OBSERVATIONS.
379	1 sur 15.2	
504	— 15.4	
745	— 10.6	
600	— 15.8	Militaires malades, 915 dont 71 morts.
518	— 19.1	Id. 1103 55 id.
409	— 19.5	2016 126
484	— 16.8	Prévenus politiques 4 »
449	— 16.8	Id. id. 89 »
4088		93 »
	1 sur 14.1	

Sur 100 personnes. . . . . 8.89 mortes.
— id. id. . . . . 7.03 id.

La présence des militaires malades, traités dans l'hospice pendant les années 1838, 1840-41 et 1848-49 a influé sur chaque période, mais particulièrement sur la seconde où les salles militaires improvisées ont contenu beaucoup plus de malades et donné proportionnellement un plus grand nombre de décès. N'est-il pas convenable de distraire cette population exceptionnelle et d'opérer sur les chiffres suivants :

PREMIÈRE PÉRIODE.		*SECONDE PÉRIODE.*	
Population.	45958	Population.	58106
A déduire : *militaires.*	922	A déduire : *militaires.*	2016
Population réelle. . .	45036	Population réelle. . .	56090
Décès généraux . . .	4086	Décès généraux . . .	4088
Décès *militaires.* . .	68	Décès *militaires.* . .	126
Décès de l'hospice . .	4018	Décès de l'hospice . .	3962

En prenant pour base ces chiffres, ils n'apportent presque aucun changement dans la comparaison des périodes entre elles (1), mais ils réduisent les décès réels de l'hospice à 4,018 pour la première période et à 3,962 pour l'autre, et offrent une différence de 56 décès en moins (au lieu de 2 en plus), quoique la population ait été supérieure de 11,054 personnes.

(1) Première période, sur 100 personnes. . . . 8.92
Seconde période, sur 100 personnes. . . . 7.08

Proportionnellement, la seconde période aurait dû donner. . . . . 5004 décès;
elle n'a donné que 3962

Différence	1042

Les tableaux précédents qui résument en deux périodes de huit années chacune, le mouvement de l'hospice, sont pleins d'enseignement :

1° INCURABLES. — Dans la première période, on compte 1 mort sur 4.85, et dans la seconde, 1 sur 4.48. Il faut tenir compte de la constitution médicale de 1846 et surtout de 1847, dont la maligne influence s'est fait sentir partout et particulièrement dans notre hospice, de telle sorte que pour ces deux années elle élève tout-à-coup la mortalité, qui aurait dû rester dans la limite de 10 ou 11, au chiffre énorme de 32. Nous ne tarderons pas à constater les mêmes effets sur le reste de notre population. Sans cette circonstance extraordinaire, on voit quelle différence en moins aurait donnée le chiffre de la mortalité pendant la seconde période (1).

2° VIEILLARDS. — On observe une augmentation considérable dans le nombre des décès, correspondant aux deux années fatales; 209 vieillards succombent, au lieu de 125 suivant la proportion moyenne. Cependant la seconde période a con-

(1) Voir à la page 58 la note relative à la définition du mot *constitution médicale*.

servé l'avantage, puisqu'il y a eu 24 entrées en plus et 39 décès en moins.

Ce résultat, nous le disons avec une conviction profonde, eût été encore plus consolant, si le bénéfice des ouvroirs n'eût pas été sans cesse compromis par des incidents qui ne devraient pourtant pas porter préjudice à l'existence de nos vieillards. En détournant les ouvroirs de leur véritable destination, pour y loger un grand nombre d'enfants trouvés, rentrés à l'hospice, ou pour y établir une succursale de l'Hôpital militaire, etc., on annule les effets de cette création si utile; elle est comme si elle n'était pas; et les vieillards retombent dans la croupissante atmosphère de leur dortoir, où le trop petit espacement des lits ne peut être toléré qu'à condition qu'une ventilation abondante et prolongée viendra purifier l'air pendant le jour. Or, comment pourra-t-on ouvrir convenablement les fenêtres si les vieillards sont exposés à l'action de l'air extérieur? Oserait-on, pendant la majeure partie de l'année, soumettre à une telle épreuve ces corps affaiblis et déjà glacés par l'âge? Cette considération nous semble assez puissante pour appuyer la demande formulée dans le précédent rapport, savoir : qu'il faut absolument, à la Charité comme à l'Hôtel-Dieu, des salles de rechange, des salles d'en cas, pour les circonstances extraordinaires, si l'on veut que les services régulièrement établis restent toujours dans les conditions salutaires dont vous les avez dotés.

Les choses en sont arrivées à ce point, que l'on ne considère plus les ouvroirs, qui font partie intégrante du service des vieillards, que comme des salles banales, disponibles pour toutes les éventualités. Présume-t-on, par exemple, que, vu la cherté des vivres, un grand nombre de patrons vont se trouver dans la nécessité de ramener à l'hospice une multitude d'enfants? On ne s'en émeut point, parce qu'on a la ressource des ouvroirs pour les loger. Pendant la durée de cet encombrement dangereux, que deviennent les vieillards? ils languissent, tout le jour, dans leurs dortoirs empestés par un air tellement puant et malsain, que les visiteurs étrangers n'en peuvent pas supporter, pendant cinq minutes, l'action méphitique. Cet abus déplorable doit cesser : il s'agit ici d'une question d'humanité. L'urgence de salles supplémentaires ou d'en cas, n'est-elle pas démontrée?

3° Filles-mères. — Ce tableau doit appeler une attention sérieuse. Dans la première période on compte 1 décès sur 52.90 accouchées, et dans la seconde, 1 sur 30.90. Quelles sont les causes de cette affligeante différence? On a observé, il est vrai, que, depuis l'année 1844, les grands centres, tels que Paris, Rouen, Bordeaux, etc., présentaient un nombre extraordinaire de victimes parmi les accouchées, non-seulement dans les hôpitaux, mais encore dans le reste de la population; et ces observations ont été également fournies par la ville de Lyon et les départements circonvoisins. La constitution médicale pernicieuse de l'année 1847 est caractérisée dans notre hospice par une épidémie de fièvre puerpérale dont la durée est de huit mois, et pendant laquelle 60 accouchées succombent. Toutefois, peut-on se contenter de ces explications? n'y a-t-il pas, outre ces causes générales, une cause locale? C'est ce qu'il importe de rechercher.

Le département des filles enceintes et en couches est le seul qui n'ait pas eu sa part complète dans la restauration bienfaisante appliquée à toutes les localités de l'hospice.

La salle Ste-Thérèse, au deuxième étage, où les filles enceintes attendent le moment de l'accouchement, manque absolument d'espace et d'aération : elle restera dans ces conditions fâcheuses, tant qu'on n'aura pas rouvert les fenêtres du côté nord, qui sont encore bouchées par la maçonnerie. Cette restauration indispensable est liée à celle de la galerie qui longe cette salle. Souvent encombré par un très grand nombre de filles enceintes dont les lits sont beaucoup trop rapprochés les uns des autres, ce lieu d'attente est un véritable foyer d'infection : les personnes qui y sont renfermées s'y imprègnent de miasmes délétères, et y contractent nécessairement un principe morbide.

Cet état d'imminence maladive est loin de s'améliorer dans le lieu appelé salle de douleur, au premier étage, près la salle Ste-Pélagie. En effet, on a décoré du nom de salle d'accouchement, une portion de la galerie du premier étage dont on a muré les arcades. Très incommode par le défaut d'espace, insalubre par l'impossibilité d'une ventilation suffisante, ce lieu, où règne constamment une odeur fétide, exerce l'influence la plus pernicieuse sur les personnes qui y sont admises et sur les localités voisines, notamment sur la salle Ste-Pélagie qui lui est contiguë.

Celle-ci, d'ailleurs, qui reçoit les accouchées, est complètement privée, ainsi que la salle Ste-Thérèse qui lui est superposée, de fenêtres du côté nord, car elles sont murées. C'est en vain qu'on attendrait du jeu de la machine appelée tarare, et des conduits d'air que nous avons pratiqués en dernier lieu à grands frais et avec beaucoup de peine, un renouvellement efficace de l'atmosphère confinée; il y a là un vice radical qui ne peut être extirpé que par la réouverture des fenêtres et des galeries, et par l'agrandissement des locaux attribués au département des filles-mères. Autrement vous ne pourrez les affranchir de ces retours si funestes de l'épidémie des fièvres puerpérales, sorte de typhus des accouchées, et engendré, comme le typhus contagieux, par le seul fait de l'encombrement dans des lieux imparfaitement aérés (1).

La ventilation venant du nord est ici d'autant plus nécessaire que les deux salles en question, recevant le soleil du midi par les seules fenêtres qui

---

(1) VAL. DE HILDENBRAND, *Du typhus contagieux*. Trad. par le docteur GASC, page 174, note. — 1811, in-8°.

y existent, sont pendant six mois de l'année d'une chaleur étouffante et renferment toujours une masse de miasmes dont on s'aperçoit promptement par la mauvaise odeur, surtout dans la salle Ste-Thérèse.

Mais, dira-t-on, pendant les huit années de la première période l'état des lieux n'était pas meilleur, et parmi les accouchées on n'avait à déplorer qu'un nombre très faible de décès. Cela est vrai! Il est possible qu'on eût obtenu des résultats aussi satisfaisants dans la dernière période; il est probable même que la maligne influence de l'année 1847 eût fait bien moins de victimes. Mais pour cela il aurait fallu que le nombre des admissions fût restreint dans les mêmes limites. Or, ç'a été précisément le contraire : au lieu de 5,132 filles enceintes qui figurent dans la première période, on en a reçu dans la seconde 7,860, c'est-à-dire 2,728 ou la moitié en sus! N'est-ce pas à cet encombrement qu'on doit rapporter la véritable cause du mal? ne sait-on pas que les épidémies les plus désastreuses se déclarent souvent au milieu d'individus primitivement bien portants et robustes, par le seul fait de leur agglomération outre mesure dans un milieu mal aéré (1)? Diminuez d'un tiers ou de la moitié le

(1) PRINGLE, ouv. cité, t. I, p. 160.

Pendant les guerres de la République et de l'Empire, l'encombrement dans les hôpitaux a fait périr un plus grand nombre de soldats français que le fer de l'ennemi. REVOLAT,

nombre des individus entassés dans ces locaux trop étroits, l'état sanitaire s'y maintiendra bon, car vous aurez par cette soustraction de personnes augmenté l'aération et agrandi l'espace.

Au reste, les médications les plus habiles employées pour combattre ces épidémies si redoutables n'exigent-elles pas avant tout la précaution par excellence, qui consiste à soustraire les malades aux influences pernicieuses du foyer d'infection, en les transportant dans un milieu bien aéré et exempt de toute émanation délétère?

C'est bien ce qu'on cherche à faire dans notre hospice. Mais comment y parvenir, quand toutes les salles sont occupées et qu'il n'y a point de local disponible à cet effet?

Toutes ces considérations, appuyées sur les faits dont elles sont l'expression fidèle, démontrent surabondamment l'urgence d'une régénération dans les dispositions matérielles du département des filles enceintes et accouchées. C'est difficile, oui, sans doute; mais les difficultés seront vaincues si l'on se pénètre bien de cette pensée dictée par l'expérience: « Ce qui sauve les accouchées dans les hôpitaux, dit Charles White, c'est l'attention extrême de ne les point renfermer dans une atmosphère

---

Nouvelle hygiène militaire, un vol. in-8°. Lyon, 1803. — TOURTELLE, *Eléments d'hygiène*, avec additions par M. le docteur BRICHETEAU, 2 vol. in-8°. Paris, 1822.

impure, mais de leur faire respirer un air continuellement renouvelé. »

Les salles d'accouchement de l'hospice destinées aux filles-mères reçoivent quelques femmes mariées qui, ne faisant pas partie de la population de Lyon, ne peuvent être admises à l'Hôtel-Dieu. Les proportions des catégories de nos accouchées sont assez exactement représentées par cet extrait des registres :

Admissions pendant les années 1844-1845-1846:

Filles enceintes de Lyon et du Rhône. .	1,717
— de divers départements.	329
— de la Savoie.	51
— de la Suisse.	31
	2,128
Femmes du Rhône	78
— de divers départements . . .	49
	2,255

Tout en signalant l'augmentation des décès dans les rangs de nos accouchées, augmentation déplorable, qui ne peut être produite que par la cause évidente de l'encombrement et du défaut d'aération, il importe de rester dans le vrai, en évitant toute assertion exagérée. Nous avons donc hâte de dire que nos filles en couches sont entourées des soins les plus attentifs et les plus expérimentés, et que l'Administration s'efforce de multiplier autant que possible les précautions de propreté dans le service obstétrical. En voici une nouvelle preuve: jusqu'à ce jour les élèves sages-femmes étaient chargées du soin pénible de vider et de nettoyer les vases contenant les déjections. Après ce travail rebutant, qui tous les jours les dérangeait de leurs études, elles revenaient tout imprégnées de miasmes délétères auprès des lits des accouchées. Il y avait là un danger réel, surtout pendant les épidémies puerpérales. Par suite du nouveau règlement, les élèves sages-femmes, affranchies de cette corvée, ne pourront plus apporter dans l'atmosphère des accouchées une influence malsaine et souvent pernicieuse.

En définitive, il est juste de reconnaître que les filles-mères trouvent à l'hospice de la Charité de Lyon des chances au moins aussi bonnes que dans la plupart des hospices spéciaux soit de France, soit des pays étrangers, où les décès s'élèvent à des proportions parfois effrayantes, en raison d'une sorte d'influence morbide endémique. Cette remarque a été faite souvent par des observateurs compétents en pareille matière.

Ces réflexions et celles qui précèdent trouvent leur justification dans le tableau suivant, qui embrasse le mouvement de vingt-deux années, de 1831 à 1852.

CHARITÉ

Décès mensuels de la Maternité

Années.	Population annuelle.	Janvier.	Février.	Mars.	Avril.	Mai.
1831	(*)815	4	2	3	2	4
1832	740	»	»	»	1	1
1833	720	2	5	4	5	6
1834	641	1	2	»	»	1
1835	618	»	2	1	2	4
1836	644	1	»	2	1	2
1837	600	»	2	4	2	3
1838	590	2	1	1	»	2
1839	639	1	»	2	1	1
1840	681	»	»	»	1	»
1841	719	»	1	2	1	1
1842	818	1	1	1	»	1
1843	775	»	1	1	2	»
1844	750	6	»	1	»	1
1845	709	4	8	7	2	»
1846	799	6	5	1	»	2
1847	894	2	4	3	9	16
1848	1016	2	1	1	2	2
1849	1020	2	1	3	»	»
1850	1032	2	6	1	4	5
1851	1176	5	9	11	2	5
1852	1175	1	1	4	2	8
	17571	41	52	53	39	65

Première période. . . . . . . 175 décès.
Seconde période. . . . . . . 279 id.

En plus. . . . 104

(*) Y compris 33 restantes au 31 décembre.

DE LYON.

pendant les années 1831 à 1852 (22 ans).

Juin.	Juillet.	Août.	Septem.	Octobre.	Novemb.	Décemb.	Total.
»	4	3	2	1	1	1	27
»	4	11	3	1	1	»	22
»	»	4	»	»	2	1	29
2	2	1	»	»	1	»	10
3	2	2	»	»	1	»	17
1	1	1	»	1	3	»	13
4	»	»	1	1	»	2	19
»	4	»	»	»	»	»	10
»	»	2	2	1	»	2	12
»	»	»	1	»	»	2	4
1	1	»	2	2	1	»	12
1	»	2	»	»	»	»	7
»	»	»	1	»	1	2	8
1	1	1	1	2	»	1	10
»	»	»	»	»	»	6	29
»	2	1	»	»	1	11	27
7	5	2	1	3	»	4	60
2	4	3	1	2	3	1	24
»	»	»	»	1	1	»	8
3	7	1	1	»	2	6	38
2	2	1	2	2	»	5	46
1	»	»	1	»	2	2	22
28	39	35	19	17	20	46	454

Semestre d'hiver (y compris décembre). 296 décès.
Semestre d'été (juin à novembre) . . 158 id.

En moins. 138

Le tableau suivant reproduit le même mouvement pendant 22 années, divisées en deux périodes de 11 années chacune. Nous avons pensé qu'il offrirait encore plus d'intérêt à cause de ses détails plus nombreux, et de la manière dont les chiffres y sont groupés. La population et la mortalité mensuelles y étant exprimées et rapprochées, on peut mieux saisir les rapports et les proportions des guérisons avec les décès.

TABLEAUX.

HOSPICE DE LA

Décès mensuels des **Filles-mères**,

PREMIÈRE

MOIS.	1831		1832		1833		1834		1835	
	Population.	Décès.	Population.	Décès.	Population.	Décès.	Population.	Décès.	Population.	Décès.
Janvier	123	4	76	»	73	2	75	1	79	»
Février	81	2	70	»	74	5	63	2	47	2
Mars	78	3	64	»	67	4	58	»	61	1
Avril	78	2	59	1	71	5	48	»	45	2
Mai	50	4	60	1	63	6	59	1	54	4
Juin	47	»	66	»	58	»	38	2	42	3
Juillet	69	4	57	4	46	»	45	2	52	2
Août	59	3	45	11	52	4	56	1	41	2
Septembre	63	2	67	3	47	»	54	»	46	»
Octobre	49	1	49	1	46	»	47	»	37	»
Novembre	61	1	59	1	60	2	40	1	54	1
Décembre	57	1	68	»	53	1	58	»	60	»
TOTAUX	815	27	740	22	720	29	641	10	618	17

CHARITÉ DE LYON.

de 1831 à 1852 (22 ans).

PÉRIODE.

1836		1837		1838		1839		1840		1841	
Population.	Décès.	Population.	Décès.	Population.	Décès.	Population.	Décès.	Population.	Décès.	Population.	Décès.
40	1	49	»	47	2	55	1	65	»	63	»
50	»	73	2	48	1	62	»	58	»	60	1
66	2	64	4	66	1	53	2	65	»	57	2
41	1	38	2	49	»	43	1	54	1	61	1
63	2	51	3	68	2	55	1	58	»	52	1
40	1	54	4	37	»	54	»	50	»	65	1
47	1	41	»	53	4	37	»	56	»	65	1
63	1	59	»	49	»	52	2	59	»	49	»
57	»	47	1	36	»	39	2	59	1	39	2
59	1	38	1	46	»	63	1	54	»	68	2
55	3	44	»	48	»	60	»	42	»	72	1
63	»	42	2	43	»	66	2	61	2	68	»
644	13	600	19	590	10	639	12	681	4	719	12

Total de la population 7,407

Total des décès. 175

HOSPICE DE LA

Décès mensuels des **Filles-mères**,

SECONDE

MOIS.	1842		1843		1844		1845		1846	
	Population.	Décès.	Population.	Décès.	Population.	Décès.	Population.	Décès.	Population.	Décès.
Janvier	54	1	56	»	81	1	66	6	69	4
Février	64	1	73	1	71	»	59	8	57	5
Mars	71	1	87	1	70	1	79	7	77	1
Avril	81	»	68	2	65	»	47	2	68	»
Mai	82	1	43	»	67	1	58	»	66	2
Juin	61	1	61	»	73	1	52	»	55	»
Juillet	73	»	60	»	50	1	55	»	73	2
Août	58	2	58	»	50	1	75	»	61	1
Septembre	66	»	51	1	33	1	44	»	62	»
Octobre	74	»	66	»	47	2	58	»	63	»
Novembre	62	»	74	1	66	»	56	»	71	1
Décembre	72	»	78	2	77	1	60	6	77	11
TOTAUX	818	7	775	8	750	10	709	29	799	27

CHARITÉ DE LYON.

de 1831 à 1852 (22 ans).

PÉRIODE.

1847		1848		1849		1850		1851		1852	
Population.	Décès.	Population.	Décès.	Population.	Décès.	Population.	Décès.	Population.	Décès.	Population.	Décès.
93	6	74	2	106	2	89	2	106	5	91	1
70	4	79	1	120	1	100	6	97	9	104	1
80	3	90	1	104	3	78	1	114	11	134	4
75	9	98	2	70	»	87	4	108	2	97	2
91	16	86	2	80	»	81	5	92	5	103	8
64	7	73	2	60	»	82	3	102	2	88	1
65	5	70	4	80	»	97	7	97	2	90	»
69	2	71	3	82	»	61	1	84	1	75	»
75	1	75	1	77	»	79	1	104	2	100	1
54	3	91	2	80	1	90	»	95	2	85	»
67	»	90	3	80	1	83	2	86	»	100	2
91	4	119	1	81	»	105	6	91	5	108	2
894	60	1016	24	1020	8	1032	38	1176	46	1175	22

Total de la population **10,164**

Total des décès. **279**

Ces deux tableaux, comparés entre eux, nous donnent les résultats suivants :

Première période. Population. . . .			7407
Deuxième période			10164
En plus.			2757
Décès 175	1 femme sur 42.32	sur 100	2.36
Décès 279	1 femme sur 36.43	sur 100	2.74
104			

Mortalité générale pendant ces 22 années :

Filles en couches, 17571. — Décès, 454.

Sur 100 accouchées, 2.58 ont succombé.

C'est un décès sur 38.70 accouchées.

Si l'on compare ces résultats avec ceux de la Maternité de l'Hôtel-Dieu, on est frappé de l'énorme différence que présentent ces deux services :

En effet, sur cent femmes accouchées, on compte . . . . 1.45 décès,

et sur cent filles accouchées . . . 2.36.

Chez les premières, c'est 1 décès sur 68.94 accouchements;

chez les secondes, c'est 1 décès sur 38.70 accouchements, ou presque le double.

Mais il est vrai de dire que dans tous les hospices d'accouchement on observera constamment une proportion de décès très forte, en comparaison de celle de nos salles de maternité à l'Hôtel-Dieu. Combien de fois n'avons-nous pas vu des administrateurs et des médecins étrangers compulser nos registres pour vérifier ce qu'on leur avait appris de cette mortalité renfermée dans des limites si étroites et si exceptionnelles! Leur étonnement n'a-t-il pas été partagé par M. le baron de Watteville lorsqu'il était en inspection dans le département du Rhône (1)?

Il est facile, ce nous semble, d'expliquer cette disproportion. Les femmes enceintes n'arrivent à l'Hôtel-Dieu qu'au moment de leurs couches : inscrites d'avance, elles savent que leur lit est tout prêt à les recevoir; elles apportent dans un local bien aéré, parfaitement salubre, des dispositions physiques régulières et une conscience tranquille. — A la Charité, toutes ces conditions existent-elles? Nullement; c'est précisément le contraire.

Les filles-mères sont en proie à des affections morales qui depuis le commencement de la grossesse ont troublé plus ou moins profondément leur existence. Inquiètes sur leur présent et sur leur avenir, bourrelées de remords (car parmi elles on compte beaucoup de filles trompées et plus malheureuses que coupables), combattues souvent par le désir de conserver leur enfant et la crainte d'affi-

(1) Je cite le nom de M. le baron de Watteville avec d'autant plus de plaisir, que je lui dois plusieurs bonnes idées touchant les mesures de salubrité applicables à l'hospice de la Charité ainsi qu'à l'Hôtel-Dieu, et qui ont été employées avec avantage.

cher leur honte, elles sont malades plus ou moins, par le seul fait de l'anxiété morale ; et d'ailleurs le genre de vie qu'elles ont mené, les privations, les humiliations, les manœuvres parfois employées pour provoquer l'avortement, tout enfin ne s'est-il pas réuni pour développer en elles un germe morbide pernicieux? Admises à l'hospice deux ou trois semaines avant le terme de la grossesse, elles sont entassées dans une salle insalubre par l'encombrement et le défaut d'aération. Elles s'y imprègnent, nous l'avons dit, de miasmes délétères. C'est dans ces conditions que survient l'accouchement, et que les joies maternelles se changent pour elles en amères douleurs. Après la fatigue de tant d'épreuves physiques et morales, est-il donc étonnant que parmi ces malheureuses filles la mort fasse tant de ravages, lorsqu'elle respecte l'asile de paix où les femmes de nos ouvriers viennent se parer légitimement du titre sacré de mères?

Telles sont, sans doute, les causes de la mortalité à peu près double qu'on observe dans les salles d'accouchement de la Charité, comparées à celles de l'Hôtel-Dieu.

4° ENFANTS TROUVÉS (*Mouvement intérieur*). — La bonne tenue de la crèche et la salubrité toute nouvelle des locaux environnants, la facile aération du jardin actuellement dégagé de son enceinte de murailles, expliquent la diminution considérable dans la mortalité des enfants nouveau-nés. — Les enfants, du jour de la naissance à un an, ont ressenti l'influence fatale de la constitution médicale de 1847: parmi eux les décès se sont élevés au chiffre de 116. Il en a été de même pour les enfants au-dessus de l'âge d'un an : la mortalité a été de 745, sur la masse des enfants trouvés, dans l'intérieur de l'hospice, quoique pendant cette année de 1847 leur nombre ait été bien inférieur à celui des cinq années subséquentes.

Cette remarque prouve encore que la constitution médicale n'a épargné ni les sexes, ni les âges différents et extrêmes de la vie; elle s'applique également à la catégorie suivante.

5° Hôpital des enfants (de 2 à 12 ans). — Parler de cet intéressant service, et n'avoir à produire que des relevés arithmétiques, c'est, pour un médecin, une tâche bien stérile et bien ingrate. Mais il faut nous renfermer strictement dans notre cadre.

La simple inspection du tableau comparatif de mouvement dans les salles des enfants malades doit suffire pour faire apprécier leurs excellentes conditions de salubrité. Cependant l'année 1847 y est marquée par son influence meurtrière : quoique le nombre des enfants admis reste inférieur à celui des années subséquentes, on voit les décès se multiplier et atteindre le chiffre de 285. A part cette mortalité insolite, due à une cause mystérieuse que les efforts de l'art sont impuissants à combattre victorieusement, vous voyez que ce service spécial, largement développé sous l'influence d'une aération abondante et pure, s'est affranchi presque de moitié du tribut qu'il doit payer à la mort : celle-ci a reculé au fur et à mesure que la salubrité se répandait dans ce département et dans les localités environnantes.

Puisse cette heureuse conquête n'être point compromise ! Puissent ces résultats n'être point amoindris par la compression alarmante que vient de ressentir notre hôpital d'enfants ! Je veux parler de l'installation obligée de la clinique obstétricale en faveur des élèves de l'Ecole de médecine, création utile sans doute, mais opérée de la manière la plus fâcheuse, puisque vous n'avez pu satisfaire à la loi qu'aux dépens d'un service parfaitement établi. Puisse la diminution de l'air et de l'espace n'être pas bientôt, comme je le crains, caractérisée par l'insalubrité des salles contiguës, c'est-à-dire par une mortalité plus forte parmi ces intéressants malades, qui déjà ont à souffrir de ce triste voisinage, implanté sur le périmètre qui leur était entièrement réservé !

6° Mouvement général. — Les circonstances pernicieuses tant de fois signalées, auraient dû aggraver sensiblement le tableau de mortalité de la seconde période ; cependant nous avons pu lutter contre elles avec un avantage marqué. En effet, pendant ces huit dernières années on a reçu 12,148 individus de plus que dans les huit années précédentes, et il n'y a eu que 2 décès en plus ; le chiffre de la mortalité s'est abaissé de 1 sur 11 à 1 sur 14. Cent personnes admises dans la première période donnent 8.99 ou presque 9 décès, tandis que dans la seconde ce même nombre d'admissions ne donne que 7.03 décès.

Suivant la proportion, la seconde période aurait dû donner. . . . . 5,166 décès,
on n'en a compté que 4,088

C'est une différence de . . 1,078

Si je ne parle pas du mouvement fourni par les militaires malades temporairement installés dans les ouvroirs à cause de l'insuffisance de l'Hôpital militaire, c'est qu'il n'en résulte pas de changement bien notable en ce qui touche notre mouvement général. On peut s'en assurer au moyen des observations et des chiffres contenus dans les pages précédentes.

A l'hospice de la Charité comme à l'Hôtel-Dieu, la mortalité a donc diminué en raison des assainissements introduits dans toutes les parties de l'édifice et de ses alentours. Il est de toute évidence que cette diminution, déjà très satisfaisante, l'eût été bien davantage, ainsi que nous l'avons clairement démontré en examinant chacun des départements du service général, si d'une part l'influence maligne de la constitution médicale de 1847 n'avait pas produit des ravages insolites dans notre population hospitalière, et si d'autre part les encombrements de personnes n'avaient pas contre-balancé et presque paralysé dans certains services l'action salutaire des agents de l'hygiène.

Ce n'est assurément pas sans de grands efforts, ni sans de grandes dépenses, que nous sommes parvenus à restaurer l'hospice de la Charité; et cependant, si l'on réfléchit à tout ce qu'il y avait à faire, si l'on sait que les seuls frais de démolition, y compris les restaurations immédiates des fenêtres, se sont élevés à 50,000 fr. environ, on doit s'attendre, pour l'ensemble des opérations, à des chiffres considérables.

Voici le résumé des dépenses depuis 1830 jusqu'au 31 décembre 1852 :

Travaux ordinaires. . . .	523,549 fr.	45 c.
Ce qui fait en chiffre moyen 22,763 fr. par année.		
Travaux extraordinaires . .	205,427	80
Total	728,977 fr.	25 c.

Que, de prime abord, ce chiffre total paraisse exorbitant, nous le concevons. Mais qu'on le décompose par petites sommes affectées aux détails si variés des travaux opérés sur tous les points de l'édifice et de ses dépendances; qu'on se rende compte, en un mot, de cette restauration générale qui équivaut, pour ainsi dire, à une construction primitive, on acquiert la certitude que tout a été réglé strictement suivant la mesure des besoins. En effet, toujours dirigés par un esprit d'économie sévère, mais en même temps toujours désireux de rendre à ce bel établissement ses conditions premières de salubrité et de l'approprier convenablement aux exigences de sa destination, nous n'avons rien donné au goût de luxe et de vaine ornementation. Les vrais ornements d'un hôpital, son luxe propre, c'est-à-dire les qualités fondamentales si souvent définies dans les pages qui précèdent, voilà ce que nous avons recherché avec persévérance. Lorsque, par un examen attentif, on apprécie les heureux effets de la régénération de cet hospice; lorsqu'on se pénètre de l'idée consolante que des secours plus larges et plus efficaces ont pu, grâce à ces dépenses, être appliqués à un bien plus grand nombre de malheureux de tous les âges, puisque, dans cette dernière période de huit années, les admissions ont été de 12,148 en plus et que pourtant les décès n'ont été que de 2 en plus; lorsque enfin on constate que 1,078 individus, qui forment le quart de la population, devaient périr et ont été sauvés, qui pourrait ne pas approuver des dépenses si utiles et si fécondes, qui pourrait ne pas s'associer à la joie de la victoire remportée sur la mort?

Jamais argent fut-il mieux dépensé? C'était ce que nous disions en parlant de l'Hôtel-Dieu; nous le répétons ici, mais en ajoutant, comme pour l'Hôtel-Dieu, qu'il reste beaucoup à faire dans l'hospice de la Charité, et qu'après avoir si bien commencé l'œuvre de régénération, il faut la compléter: le bien public l'exige.

Pour arriver à ces fins, deux opérations liées entre elles sont nécessaires : il s'agit premièrement de transférer hors de l'enceinte de l'hospice la boulangerie sise dans la cour St-Honoré; secondement, de construire sur cet emplacement le corps de bâtiment projeté qui achèverait l'édifice.

En 1846, la Commission spéciale, instituée à l'effet d'examiner la première question, avait discuté les avantages et les inconvénients de la suppression absolue de la boulangerie. Dans ce système on aurait passé des marchés avec des fournisseurs, comme pour la viande et autres objets de consommation. Après de longues délibérations, appuyées de calculs et toujours dirigées par le désir de concilier le bien-être des malades pauvres de nos établissements avec l'ordre et l'économie, la Commission, considérant qu'il fallait aussi prévoir les événements et assurer la régularité du service quelles que fussent les éventualités, arrêta que la manutention du pain qui alimente les hôpitaux et hospices de Lyon serait conservée, mais transférée soit aux Broteaux, soit au lieu dit la Quarantaine, sur la rive droite de la Saône. C'est ce dernier avis qui prévalut. Organe de cette Commission, je signalai au Conseil les graves inconvénients et même le danger résultant de la présence de la boulangerie dans l'intérieur de l'hospice : elle peut devenir une cause d'incendie; elle est fort incommode par les hurlements des geindres qui fatiguent tout le voisinage; enfin elle dépare la belle ordonnance de l'hospice, et occupe un vaste périmètre qui peut et doit recevoir une destination importante. Ces motifs, que j'extrais de mon rapport, furent appréciés par le Conseil, qui à l'unanimité adopta en principe les conclusions de la Commission et manifesta le désir de les mettre à exécution aussitôt que l'état des finances le permettrait: décision naturelle et logique, puisqu'elle n'était que la suite d'idées déjà produites dans des discussions antérieures.

En effet, cinq ans auparavant, en 1840, il avait dû être question de déblayer le sol occupé par la manutention du pain, alors que l'Administration s'occupait avec activité des plans et devis relatifs à l'achèvement de l'hospice. On voulait construire le corps de bâtiment indiqué par les pierres d'attente qui datent de la naissance de l'hospice, et destiné à relier les parties de l'édifice sises au levant et au couchant de la cour St-Honoré. Quelques difficultés, survenues dans les conventions avec le locataire général de l'hôtel de Provence, furent cause de l'ajournement du projet. Mais, nullement abandonné, il fut repris à dix années d'intervalle, c'est-à-dire en 1850, lorsque des obstacles à peu près de même nature entravèrent encore cette grande et utile entreprise. Elle s'accomplira, nous n'en doutons pas, et dans un avenir qui ne saurait être éloigné; car les besoins sont urgents, et il est de toute évidence que l'hospice doit recevoir l'espace et le développement qui lui manquent absolument. Il y a là une de ces nécessités impérieuses auxquelles il est impossible de résister.

Que, par suite de combinaisons financières très sages et toutes dans l'intérêt des pauvres, l'Administration ait voulu accroître ses revenus en distrayant du service hospitalier les vastes locaux dont se composent l'hôtel de Provence et ses dépendances; qu'elle ait encore, dans le même but, mis en location une autre partie de la façade sur la place de la Charité, c'est justifiable; mais il importe que les divers services de l'hospice n'en ressentent aucune compression, aucune gêne. Eh bien! en présence des faits, nous sommes obligés de reconnaître que ces maux redoutables existent et qu'ils appellent un prompt remède. Or, il sera fourni par la réalisation du double projet : translation de la manutention du pain hors du claustral, achèvement de l'édifice.

Admettez que cette double opération soit faite et terminée, quelles précieuses ressources ne vous offre-t-elle pas !

Parlerai-je de la beauté architecturale qui doit en résulter; de la régularité donnée aux parties de l'édifice, jusqu'à ce jour incomplètes? Ce serait un avantage qu'on ne peut voir avec indifférence. Mais il s'agit de choses bien autrement importantes :

1° L'hospice est affranchi d'une servitude incommode et dangereuse : la manutention du pain, tout à-fait déplacée dans le centre de l'édifice.

2° La cour St-Honoré, devenue la plus spacieuse et la plus belle de toutes, est séparée de l'hôtel de Provence par un corps de bâtiment régulier.

3° Ce corps de bâtiment, composé d'un rez-de-chaussée, d'un premier et d'un second étage avec galeries comme dans le reste de la maison, présente un développement de 38 mètres de longueur sur

14 mètres de largeur. Les nouvelles salles ont 9 mètres de largeur; et, quant à leur longueur, on peut la borner ou l'étendre suivant les besoins.

4° Grâce à cette construction complémentaire, on peut fonder à la Charité un service obstétrical complet et qui serait cité comme modèle. Les salles de l'Hôtel-Dieu affectées aujourd'hui au service de la maternité rentreraient dans le domaine des fiévreuses ou des blessées. Les femmes enceintes seraient admises pour leurs couches à l'hospice de la Charité dans un département complètement séparé de celui qui est attribué aux filles enceintes et en couches, avec lesquelles je n'ai garde de confondre les mères de famille, dignes d'un respect particulier.

Les salles d'accouchement à l'Hôtel-Dieu datent du temps où l'on y recevait les aliénés, les galeux, etc. Elles n'y sont pas à leur véritable place; elles appartiennent non à l'Hôpital général, mais à un hospice spécial, conformément à l'usage qui a prévalu avec raison, dans tous les grands centres de population.

5° Quant aux filles enceintes et en couches, elles seront en partie logées dans des locaux supplémentaires, spacieux, bien aérés, et cela avec d'autant plus de facilité que l'extrémité occidentale du nouveau corps de bâtiment aboutit au département qu'elles occupent actuellement.

C'est alors qu'il devient facile de rouvrir les galeries et les fenêtres murées dont la restauration est si nécessaire, et d'établir pour les accouchées malades une infirmerie distincte des salles occupées par les accouchées en état sain.

6° La clinique obstétricale de l'Ecole, transférée dans le bâtiment neuf, y est plus à l'aise et rend ainsi à l'hôpital des enfants l'espace et l'air dont elle le prive aujourd'hui, et qu'il importe de restituer à cet établissement d'une ordonnance primitive si heureuse.

7° L'hospice est enfin doté de salles de rechange ou d'en cas, si indispensables pour parer aux encombrements. Le service des ouvroirs des vieillards reste à tout jamais assuré.

8° Les enfants trouvés, ramenés quelquefois à l'hospice par masse, suivant les événements qui portent la perturbation dans les campagnes, peuvent y être logés sans préjudice pour l'ordre et la régularité de la maison.

Ne sont-ce pas là d'immenses bienfaits? Pour peu qu'on examine l'état actuel de l'hospice, en comparant la pénurie des locaux avec les exigences du service ordinaire et des circonstances extraordinaires qui se reproduisent si souvent, on comprendra qu'il ne s'agit point ici de dépenses pour objets de luxe, mais bien pour causes d'un intérêt majeur, celui de l'humanité.

En parlant de ces projets d'achèvement de l'hospice, en exprimant le vœu qu'ils se réalisent, j'ai omis sans doute bien des choses de détail qui ont trait au régime intérieur. Si je n'ai point mentionné d'autres projets relatifs à un système plus économique de chauffage et d'éclairage, applicable aux deux hôpitaux, relatifs également à un perfectionnement dont les procédés culinaires sont susceptibles, c'est que vous méditez ces grandes questions et que vous attendez, pour prendre un parti définitif, le résultat des expériences tentées dans d'autres hôpitaux, qui, plus tard, pourront nous fournir d'utiles exemples. Et d'ailleurs nos établissements ne sont pas, à cet égard, dans des conditions telles qu'on doive se montrer très impatient de se lancer dans l'inconnu. Au point de vue de la nourriture, du chauffage et de l'éclairage, notre population hospitalière est mieux partagée que celle de la plupart des établissements dont on vante la bonne tenue et le progrès.

Si donc nous pouvons attendre en ce qui touche ces diverses améliorations, il n'en est pas de même par rapport à l'achèvement des deux édifices hospitaliers : l'Hôtel-Dieu et la Charité.

Cette démonstration évidente que la mortalité dans l'un et l'autre de ces établissements offre une diminution d'autant plus marquée que la salubrité s'est accrue, ne doit-elle pas être un stimulant continuel et assez puissant pour doubler les efforts? et ne devez-vous pas chercher par tous les moyens possibles à abaisser encore, dans l'hospice de la Charité, le chiffre déjà si amoindri des décès?

Pour atteindre le but il faut du travail et des luttes, il faut des sacrifices. Mais vous le savez,

Messieurs, et vous le prouvez tous les jours, on ne fait le bien qu'à ce prix! Ce n'est qu'à ce prix qu'on obtient de Dieu cette bénédiction vivifiante, sans laquelle les hommes s'agitent en vain; sans laquelle toutes les entreprises humaines, frappées d'impuissance, restent inachevées ou stériles (1).

---

(1) Et cœpisti benedicere domui servi tui, ut sit semper coram te : te enim, Domine, benedicente, benedicta erit in perpetuum. (I. *Paralipomen.* XVII, 27).

Benedictio Domini divites facit, nec sociabitur eis afflictio. (SALOMON. *Proverb.* X, 22).

(2) Nisi Dominus ædificaverit domum, in vanum laboraverunt qui ædificant eam.

Nisi Dominus custodierit civitatem, frustra vigilat qui custodit eam. (DAVID. *Psalm.* CXXVI).

LÉGENDE

DU

PLAN DE L'HOSPICE DE LA CHARITÉ.

La lettre a indique les galeries à arcades, qui règnent non-seulement au rez-de-chaussée, comme à l'Hôtel-Dieu, mais encore au premier et au second étage. De cette disposition il résulte que les galeries superposées les unes aux autres forment des voies de communication abritées et très commodes pour tous les services de l'hospice, et que les salles du premier et du second étage n'ont pas plus d'étendue en largeur que celles du rez-de-chaussée.

Les caractères romains désignent les salles attribuées aux diverses catégories de la population hospitalière.

1. Entrée de l'établissement par la rue de la Charité.
2. Loge et cabinet du concierge et des frères de la porte.
3. Local cédé au Bureau de bienfaisance.
4. Escalier conduisant à la salle de clinique d'accouchements de l'Ecole de médecine.

5. Logement du chirurgien-major.
6. Escalier conduisant chez M. le premier aumônier.
7. Logement de l'économe.
8. Voie charretière.
9. Escalier conduisant aux galeries du premier étage.
10. Salle des enfants varioleux.
11. Magasin loué.
12. Garde-meuble.
13. Dépôt des matelas.
14. Cave.
15. Dépendances du premier réfectoire.
16. Escalier conduisant aux galeries du premier étage.
17. Premier réfectoire.
18. Réfectoire de la communauté.
19. Cabinet de la sœur de garde à la barrière d'entrée.
20. }
21. } Vinaigre et distribution du vin.
22. Cabinets de l'administrateur et du chirurgien de garde.
23. }
24. } Cabinets de l'économe.
25. Bureau des employés de l'économat.
26. Passage et courant d'air.
27. Salle du Conseil général d'administration.
28. Archives de la Charité.
29. Bureau pour le placement des enfants, la

comptabilité, l'inspection et la tutelle.

30. Bureau pour l'accouchement, l'admission, la recherche et la reddition des enfants aux parents.
31. Salle des nourrices expectantes.
32. Salle du tour.
33. 34. Cabinets, souillarde et dépendances de la crèche.
35. Eglise de la Charité et chapelles.
36. Sacristie.
37. Magasin loué.
38. Hôtel de Provence et des Ambassadeurs, dépendances de l'hôtel.
39. Bâtiment projeté pour l'achèvement de l'édifice.
40. Boulangerie et ses dépendances, souillarde. (Les divers bâtiments compris sous ce numéro, ainsi que plusieurs dépendances de l'hôtel de Provence, doivent être démolis pour l'exécution du projet.)
41. Deuxième réfectoire.
42. Escalier principal, conduisant à tous les étages de l'hospice.
43. Escalier du logement de MM. les Aumôniers.
44. Cave.
45. Paneterie.
46. Taillerie et lingerie.
47. Magasin général.
48. Grand réfectoire des vieillards.
49. Passage ouvert et courant d'air.

50. Escalier de service.
51. Cuisine.
52. Corridor entre la cuisine et ses dépendances.
53. Dépense et boucherie.
54. Magasins loués par l'hôtel de Provence.
55. Maison appartenant aux Hospices et mise en location.
56. Bains pour le service des malades et de la communauté.
57. Buanderie.
58. Lavoir.
59. Cabinet des chaudières et de la machine à vapeur.
60. Chapelle des vieillards.
61. Sacristie de la chapelle.
62. Réfectoire des incurables.
63. Emplacement du calorifère pour le séchoir à air chaud.
64. Entrepôt des poêles et cabinet des hommes de peine ou journaliers.
65. Pharmacie et ses dépendances.
66. Escalier de service.
67. Magasin et bûcher.
68. Dépôt des morts et salle d'autopsies cadavériques.
69. Voie charretière.
70. Dortoir des frères.
71. Magasin.
72. Magasin.

73. Voie charretière et concierge du côté du quai du Rhône.

74. } Magasin des charbons.
75. }

76. Voie charretière.

77. Escalier conduisant à la salle des vieillards.

78. Cabinet des hydro-extracteurs.

79. Magasins loués.

AU PREMIER ÉTAGE.

A B. Salle St-Ferdinand. E F. Salle Ste-Amélie. M N. Salle Ste-Marie. O P. Salle St-Philippe. X Y. Salle Ste-Adélaïde. Q R. Salle St-Isidore. Z A'. Salle St-Pierre. 10. Salle des varioleux (au rez-de-chaussée). 14 et 15. Salle des mères qui allaitent des enfants atteints de maladies chirurgicales (à l'entresol).	HÔPITAL DES ENFANTS.

C D. Salle de la clinique d'accouchements.

8. Salle du travail de l'enfantement (clinique).

I J. Salle Ste-Pélagie, filles en couches.

G H. Salle annexe de la salle Ste-Pélagie.

Salle Ste-Thérèse ou des filles enceintes (au second étage, au-dessus de la salle Ste-Pélagie).

Deux salles du travail de l'enfantement, au-dessus du numéro 1 et de la galerie a'.

K L. Salle de la crèche.

S T. Premier dortoir des sœurs. — Les autres dortoirs sont au second étage.

D' E'. Salle des hommes incurables.

B' C' F'. Salle des femmes incurables.

G' H'. Infirmerie des frères.

L'infirmerie des sœurs est au second étage, au-dessus de la salle Ste-Amélie.

I' K'. Salle des vieillards infirmes ou caducs.

L' M'. Infirmerie des vieillards.

N' O'. Infirmerie des vieilles.

P' Q'. Salle des vieilles infirmes ou caduques.

T' U'. Dortoir des vieillards valides.

R' S'. Dortoir des vieilles valides.

Les deux ouvroirs où se tiennent pendant le jour les vieillards valides (hommes et femmes), sont au second étage, au-dessus des dortoirs.

RÉSUMÉ ET CONCLUSION.

RÉSUMÉ ET CONCLUSION.

Le service médical et chirurgical de nos hôpitaux est confié à des hommes éprouvés dans les luttes du concours. Leur mérite reconnu, leur réputation qui s'étend bien au-delà de notre cité, me dispensent d'insister sur leur éloge. D'ailleurs, ne l'avons-nous pas dit, il est peu d'hôpitaux où l'exercice de l'art de guérir se produise avec autant de science et de conscience. Les grandes opérations se sont multipliées à l'Hôtel-Dieu et très souvent avec un bonheur que nous nous plaisons à reconnaître. Ce bienfait doit être attribué aux perfectionnements de la chirurgie, à l'invention des moyens anesthésiques, mais surtout à la meilleure organisation du service et aux divisions avantageuses qu'il a éprouvées par l'augmentation du personnel chirurgical. Dans le département de la médecine, des guérisons inespérées ont été obtenues grâce au progrès scientifique, au talent de nos médecins, et à leur dévouement de tous les jours.

A l'hospice de la Charité, plusieurs graves opérations, tentées dans le service obstétrical ainsi qu'à l'hôpital des enfants, ont été souvent couronnées de succès, et le rôle important de la médecine, soit dans le traitement des maladies des enfants, soit dans les secours donnés à nos vieillards, s'est toujours maintenu à la hauteur de sa mission.

Cependant nous croyons avoir démontré que depuis environ quinze ans, si la mortalité a diminué d'une manière notable dans ces deux établissements hospitaliers, c'est surtout à l'introduction des agents de l'hygiène et à l'accroissement des conditions de la salubrité qu'on en est redevable. En effet, et nous pensons avoir le droit de le dire, la thérapeutique judicieusement employée guérit les individus; l'hygiène libéralement répandue sauve les masses (1).

---

(1) Les lois de l'hygiène, appliquées au régime des animaux, ne se montrent pas moins bienfaisantes. Il suffit, pour s'en assurer, de jeter un coup d'œil sur l'état actuel de la cavalerie française et du cheval de troupe. Par suite de diverses instructions émanant du ministère de la guerre (1840-1844), la tenue des écuries et le régime sanitaire des chevaux ont éprouvé, depuis environ dix ans, des améliorations considérables.

Les chevaux n'avaient qu'un mètre d'espace, et sans être séparés entre eux par des barres; les plus vigoureux se couchaient et prenaient du repos aux dépens des plus faibles.

Aérées d'une manière insuffisante et par des ouvertures mal disposées, les écuries se trouvaient dans de mauvaises conditions. Les chevaux n'y respiraient qu'un air chaud, humide et vicié. Tous les matins, au réveil, des hommes de corvée

Tel est le corollaire des faits exposés dans cette revue statistique de nos deux hôpitaux. Il est satis-

---

relevaient la litière : en été, ils l'étendaient dans les cours ; en hiver, on la tassait au milieu des écuries. Cette opération produisait des dégagements miasmatiques, tracassait les chevaux et leur causait des suppressions de transpiration, d'autant plus facilement que les fenêtres, fermées pendant la nuit, étaient brusquement ouvertes à l'heure de la corvée. Jamais, pendant les temps froids, on ne faisait usage de la couverture pour promener le cheval ou pour le faire boire, quoiqu'on le menât dehors à l'abreuvoir, par tous les temps et quelle que fût la température de l'eau.

Aujourd'hui les écuries contiennent moins de chevaux, elles sont beaucoup plus aérées, par le nombre et la disposition mieux entendue des portes et des fenêtres. Celles-ci étant assez élevées au-dessus du cheval, peuvent toujours s'ouvrir sans qu'il y ait à redouter l'action directe, et partant dangereuse, des courants d'air. Les croisées, rendues mobiles au moyen d'une charnière horizontale établie à la partie inférieure, s'ouvrent de haut en bas en se renversant et d'une manière graduée, ce qui permet de régler l'aération suivant les indications.

Au lieu d'un mètre, les chevaux ont un mètre quarante centimètres d'espacement, et sont séparés les uns des autres par des barres ou des bas-flancs. Ils peuvent tous se coucher.

La litière, au lieu d'être relevée chaque jour, est laissée en permanence pendant huit jours et sa partie supérieure est recouverte, autant que possible, par de la paille sèche, qui empêche les émanations et sert de couchage au cheval.

C'est ordinairement le samedi, et pendant que les chevaux sont à la promenade, que se fait le nettoyage des écuries. Par ce procédé les chevaux ne sont plus tracassés tous les matins, ils peuvent se reposer pendant le jour, sans être exposés, faisant, sans doute; mais il a de pressantes exigences: car il sollicite de nouveaux efforts, il impose

---

circonstance très essentielle, à l'action nuisible des vapeurs ammoniacales et putrides.

Les fenêtres des écuries restent toujours ouvertes, plus ou moins, d'après les saisons et l'état de la température. Cette disposition a lieu la nuit comme le jour, sous la surveillance du maréchal-des-logis de garde, qui fait des rondes fréquentes. Les portes, au contraire, doivent autant que possible être toujours fermées, parce que les courants d'air qu'elles produiraient seraient à la hauteur des chevaux et les frapperaient directement.

Dans l'ancien système, les promenades se faisaient aux allures vives : c'était un véritable travail, et, à cause de cela même, on les renouvelait trop rarement ; les chevaux restaient quelquefois quatre ou cinq jours dans les écuries sans être promenés. Maintenant l'action et les effets de la promenade sont mieux compris : on n'a plus pour but, comme autrefois, de tenir le cheval en haleine, chose fort utile sans doute, mais qui est produite d'une manière bien plus opportune par les marches militaires et les manœuvres. On se propose simplement de placer le cheval dans un milieu différent de celui de son écurie, de le soumettre à l'influence d'un air pur et de le maintenir dans un état paisible. Aussi les promenades se font-elles chaque jour, pendant au moins deux heures, au pas et au trot modéré, de façon à faire rentrer à l'écurie les chevaux calmes et secs. En hiver ils sont, pendant la promenade, munis de la couverte.

Autrefois les pansages se faisaient dans toutes les saisons, aujourd'hui on les fait dans les écuries pendant l'hiver.

Dès que le temps est froid, les chevaux boivent dans les écuries, ce qui n'avait pas lieu autrefois ; et les tonnes sont remplies d'avance, afin que l'eau, coupée de son, quand le de nouveaux sacrifices, dans le but d'une augmentation de secours et d'un accroissement des conditions de salubrité dont l'action salutaire est constatée par des relevés statistiques irrécusables.

Achever les deux édifices hospitaliers afin de conquérir de l'espace et de sortir d'un état de gêne et d'encombrement signalés dans plusieurs parties de nos services;

Prémunir ceux-ci contre toutes les éventualités

---

cheval a travaillé, puisse prendre la température de l'air ambiant.

Les denrées alimentaires, devenues l'objet d'un contrôle plus sévère, sont de meilleure qualité.

Enfin, dans les écuries nouveau modèle, chaque cheval a sa mangeoire isolée, pour régler son régime et pour empêcher que le cheval le plus fort, le plus gros mangeur, ne prenne une partie de l'avoine de son voisin.

Quels ont été les résultats de ces grandes améliorations hygiéniques? Précisément les mêmes parmi les chevaux, que ceux que nous avons obtenus parmi les hommes. L'application des mêmes principes a produit des effets identiques, c'est-à-dire une diminution étonnante dans la mortalité.

Ainsi notre cavalerie perdait autrefois annuellement, en chiffre moyen, cent à cent cinq chevaux sur mille! Aujourd'hui la perte annuelle, et sur le même nombre, ne dépasse pas soixante.

Ces détails d'hippiatrique, d'un très grand intérêt, au point de vue de l'hygiène, ne méritaient-ils pas d'être rapprochés de l'objet essentiel de notre travail, par la conformité frappante des préceptes, de la pratique et des conséquences? N'est-il pas vrai de dire : L'hygiène sauve les masses!

capables d'en déranger l'ordre régulier prescrit par les règlements;

Pourvoir à ces éventualités par des salles de rechange et d'en cas;

Affranchir l'enceinte hospitalière des servitudes étrangères, qui empêchent le libre développement de nos moyens d'action hygiénique;

Recouvrer, au profit des malades de la classe ouvrière, l'intégrité du terrain qui leur appartient;

Multiplier enfin, par la création d'un ou de deux petits hôpitaux supplémentaires, les secours actuellement insuffisants par rapport au mouvement progressif de la population:

Ce sont là des obligations qu'il serait superflu de vous rappeler.

Lorsque nous demandons que les édifices de la Charité et de l'Hôtel-Dieu reçoivent leur achèvement, lorsque nous exprimons le vœu que l'Ecole de médecine, institution universitaire, cesse d'occuper un corps de bâtiment impérieusement réclamé par les besoins du service des malades, nous n'ignorons pas les difficultés pécuniaires de l'exécution; mais nous savons aussi que le moyen de les surmonter, c'est, suivant un mot célèbre, d'y penser toujours. La volonté persévérante dont vous avez déjà donné tant de preuves, Messieurs, nous est un sûr garant de l'accomplissement de nos vœux dans un avenir qui ne saurait être éloigné.

En terminant cette rapide esquisse, nous ne pouvons nous défendre du vif sentiment de regret d'en avoir trop restreint le cadre. Nos deux autres établissements hospitaliers auraient dû y trouver également place.

L'hospice de l'Antiquaille méritait assurément d'y être mentionné d'une manière circonstanciée. Destiné au traitement de l'aliénation mentale, des maladies syphilitiques et cutanées, cet hospice, qui abrite 1,100 individus des deux sexes, a reçu de grandes améliorations au point de vue de l'hygiène et de la régularité des services. Elles sont dues à l'initiative incessante de l'administrateur de l'intérieur, M. Joly. Sous son intelligente direction, de nombreux travaux ont été exécutés avec un tel avantage, que plusieurs parties de l'hospice ont subi une complète transformation. La situation des malades en ressent déjà d'heureux effets, que nous voudrions pouvoir signaler. Plusieurs innovations projetées ou déjà en voie d'exécution, contribueront à rehausser l'importance de cet établissement si remarquable par sa bonne tenue.

L'hospice du Perron, ouvert, en 1844, dans l'ancien château de ce nom, situé à Oullins, ne contient encore que cent lits et doit en recevoir deux cents. Cet hospice, par son excellente position topographique et par l'organisation que lui ont donnée MM. les administrateurs Ferrez et de St-Didier, nous offre la justification la plus péremptoire des grands principes que nous préconisons dans ces pages, comme base essentielle de tout établissement hospitalier.

Au moment de sa formation on a pu prédire avec

certitude que cet hospice exercerait, sur les individus admis à y résider, une véritable influence thérapeutique plus puissante que celle des médicaments de la pharmacie.

Les faits ont justifié ce pronostic. Combien de fois n'avons-nous pas vu des malades de l'un et de l'autre sexe, infirmes, perclus, réputés incurables, recouvrer, après quelques mois de séjour dans cet asile, le mouvement et les forces dont ils étaient privés depuis plusieurs années! Ce retour à la vie était produit par l'habitation dans une riante campagne, loin du bruit et au milieu d'un air pur; par le contentement moral, les soins de propreté et une saine alimentation. Aussi le relevé statistique de cet hospice présente-t-il une mortalité si faible, que le renouvellement de son personnel s'opère très lentement. Chaque fois qu'on visite les incurables du Perron, ce n'est pas sans étonnement qu'on retrouve sous un aspect tout nouveau, les pauvres infirmes qui, au moment de leur admission, languissaient dans une sorte d'agonie voisine de la mort. Quel changement dans leur physionomie et leur attitude! quelle apparence de sérénité morale et de bien-être physique! On a peine à les reconnaître.

En parcourant cette paisible solitude de l'hospice du Perron, en appréciant ses heureux effets, notre pensée se reporte sur les malades de l'Hôtel-Dieu qui se plaignent si souvent d'avoir leur repos et leur sommeil troublé par le bruit. Qu'il provienne du dehors, ou qu'il soit produit dans l'intérieur des salles par les visites trop fréquentes et trop nombreuses du public, le bruit est parfois un danger réel, et toujours une grave incommodité : car on sait à quel point le calme et le sommeil sont utiles dans le traitement des maladies. Les fiévreux et les blessés, dont la sensibilité nerveuse est exaltée par la souffrance, ne réclament-ils pas avant tout la tranquillité morale et physique? Pour les préserver autant que possible de la cause perturbatrice dont nous parlons, il faudrait remplacer par le mac-adam le pavé du quai qui longe la façade de l'Hôtel-Dieu; il faudrait encore restreindre à deux jours, les visites du public qui ont lieu quatre jours par semaine. Ce sont là des améliorations qu'il serait facile de réaliser (1). Revenons.

Par la fondation d'un hospice d'incurables comme par celle de l'hôpital des enfants, l'Administration a donc fait une œuvre éminemment utile et

(1) La rue Impériale projetée, et dont l'exécution sera due à la persévérance habile et infatigable de M. le conseiller d'Etat Vaïsse, exercera sur l'Hôtel-Dieu une influence hygiénique très avantageuse : les quartiers environnants seront assainis, une aération plus abondante sera répandue sur le promenoir, les cours et les corps de bâtiment de l'édifice du côté occidental. Se développant sur une largeur de vingt-deux mètres, cette grande voie de communication fort commode sera très fréquentée ; il en résultera une diminution sensible dans le nombre des voitures qui, le jour et la nuit, circulent sur le quai, tout près de la façade de l'Hôpital et nuisent évidemment au repos de nos malades.

rendu un nouveau service à la classe ouvrière. Les légitimes demandes d'admission qui vous sont adressées chaque jour, vous font assez comprendre combien il est désirable que cet asile des infirmités humaines prenne des proportions plus vastes et plus en rapport avec l'étendue des misères que vous avez tant à cœur de soulager. Espérons que la Providence, bénissant votre œuvre, vous fournira des ressources inattendues, et que, à l'imitation de ces saintes filles connues sous le nom vénéré de Petites Sœurs des pauvres, vous pourrez bientôt recueillir, dans l'enceinte agrandie du Perron, cette foule de malheureux qui élèvent vers vous leurs mains défaillantes, et vous demandent le secours qu'ils trouvaient autrefois dans le produit de leur travail!

En présence des quatre hôpitaux et hospices confiés à votre garde vigilante, ce n'est pas, je le répète, sans un sentiment de regret que je parcours les pages de ce Mémoire; car je ne me suis occupé que de l'Hôtel-Dieu et de l'hospice de la Charité, et encore en me bornant à les envisager au seul point de vue de la salubrité, quoique ces deux établissements se recommandent à l'attention par tant d'autres titres.

Je n'ai rien dit des perfectionnements que vous avez apportés dans plusieurs parties du mécanisme administratif, par des mesures d'ordre et d'économie, ni des règlements relatifs aux concours de médecine et de chirurgie, qui désormais se renouvelleront périodiquement à des époques fixes; je n'ai pas parlé des règlements concernant les élèves internes et externes, le mode d'admission des malades, etc.

J'ai omis de mentionner les divers projets élaborés avec soin et qui avaient pour but : soit la création d'un vaste asile d'aliénés placé dans des conditions toutes nouvelles, conformément aux prescriptions de la science; soit l'organisation plus large et plus complète du service médical consacré au traitement des maladies cutanées; soit enfin les dispositions que vous avez proposées à l'Autorité pour combattre avec plus d'efficacité, et au moyen de secours plus abondants, l'un des fléaux les plus terribles de la société : la syphilis.

Je sens donc l'insuffisance de mon travail. Heureux toutefois si les efforts que j'ai tentés en provoquent de plus puissants et d'une portée plus haute!

Pour présenter un riche tableau de vos actes, Messieurs, les matériaux ne manquent pas. Qu'une main plus habile sache les recueillir et les mettre en lumière, il en résultera une œuvre complète, profitable non-seulement à vos successeurs, mais encore aux administrateurs étrangers à notre cité, qui vous consultent si souvent sur le bien que vous avez fait et qu'ils cherchent à reproduire.

ADMINISTRATEURS

DES HOPITAUX CIVILS DE LYON

Depuis 1830.

Noms des Administrateurs, à dater de 1830.	Entrée en exercice.	Observations.
Gilibert Stanislas, médecin.	19 octobre 1830,	démissionnaire le 27 septembre 1831, étant président.
Viricel, médecin		démiss. le 5 novembre 1830.
Sauzet Paul, avocat . . .		démiss. le 28 novembre 1830.
Morel, propriétaire . . .	19 octobre 1830,	démiss. le 26 octobre 1831.
Vincent de Saint-Bonnet Gennetine, premier avocat général.	19 octobre 1830,	réélu en mai 1833 et en juillet 1840 ; décédé le 10 décembre 1846.
Billiet aîné, négociant . .	19 octobre 1830,	réélu en décembre 1837.
Jordan-Leroy, propriétaire .	id.	réélu en février 1834 ; décédé le 9 janvier 1836.
Baudrier, avocat	id.	réélu le 17 mars 1834 ; décédé le 30 mai 1837.
Monterrad aîné, fabricant .	id.	réélu le 18 mars 1835 ; démiss. en mars 1837.
Brosset aîné, fabricant . .	id.	réélu le 12 mars 1834.
Malmazet, propriétaire . .	id.	réélu en mars 1834.
Jurie fils, avocat	id.	réélu en mars 1835.
Favre Victor, négociant . .	id.	réélu en mars 1835.
Charvet, marchand de soie .	id.	réélu en mars 1835.
Bonnevaux, notaire . . .	id.	réélu en décembre 1835.

Noms des Administrateurs, à dater de 1830.	Entrée en exercice.	Observations.
ANDRÉ Louis, marchand de grains	19 octobre 1830,	réélu en décembre 1835.
JARS, député	27 octobre 1830,	démiss. en 1832.
LORTET, médecin	24 novembre 1830,	démiss. en janvier 1831.
JACQUET Pierre, négociant .	non entré,	démiss. le 8 décembre 1830.
MERMET, médecin	non entré,	démiss. en décembre 1830.
BOUCHET, médecin. . . .	26 janvier 1831,	démiss. le 12 mai 1835.
ARNAUD Victor, propriétaire.	id.	réélu en décembre 1835 et en 1842.
GONIN Barthélemi, épicier .	id.	sorti en 1837; décédé le 16 juillet 1840.
FAVRE-GILLY, avocat . . .	id.	sorti en 1837; réélu en 1843; démiss. en 1846; président du Tribunal civil de Bourg.
FERREZ Auguste, médecin. .	9 février 1831,	réélu en février 1838.
TERME J.-François, médecin.	16 novembre 1831,	réélu en 1838; nommé président; sorti en octobre 1840; décédé en décembre 1847, étant maire de Lyon.
GOUNET J.-Gabriel, ancien agent de change	11 janvier 1832,	réélu en 1838, et démiss.
REYRE Clément, négociant .	26 septemb. 1832,	réélu en 1839 et en 1846; démiss. en 1849; nommé secrétaire général de la police à Paris.
DELAHANTE, receveur général.	17 juillet 1833,	réélu en 1839 et en 1845; démiss. en mars 1848; président du Conseil en 1840.
DELORE Auguste, drapier . .	30 mars 1836,	réélu en janvier 1842.
CHAMPAGNEUX	janvier 1837,	démiss. en mars 1842.
DESPREZ, avocat	id.	sorti en 1842.
MALLIÉ Philippe, propriétaire.	avril 1837,	réélu en 1843; démiss. en 1846; changement de résidence.
JARRE J.-Marie, ancien nég. .	id.	sorti en 1842.
LEULLION DE THORIGNY, procureur du roi.	août 1837,	démiss. en juillet 1840; a quitté Lyon.
PIGNATEL Marceau, négociant.	mai 1838,	réélu en 1844.

Noms des Administrateurs, à dater de 1830.	Entrée en exercice.	Observations.
Gilardin, substitut du procureur du roi.	février 1839,	réélu en janvier 1844.
Remond Isaac, négociant. .	id.	réélu en décembre 1845.
Aynard-Mas, négociant . .	1er avril 1840,	sorti en 1841.
Tournu aîné, négociant . .	id.	sorti en février 1847.
Vidal-Galline, ex-agent de change	id.	réélu en février 1847.
Durand Henri, conseiller à la Cour	id.	réélu en février 1847.
Billiet-Michoud, négociant .	mars 1841,	démiss. en mai 1843.
Fleurdelix Léon, propriétaire.	id.	réélu en février 1847.
de Vauxonne Emile, propr.	id.	réélu en février 1847; démiss. en novembre 1848.
de Polinière, médecin . .	janvier 1842,	réélu en janvier 1848.
Gros Marc-Bernard, nég. .	id.	sorti en 1846, le 27 février.
Puvis Joseph-Marie, ingénr.	février 1842,	sorti en octobre 1842.
Pitiot-Colletta, négociant .	janvier 1843,	réélu en février 1849.
de St-Didier Ennemond, propriétaire	janvier 1844,	réélu le 24 avril 1850; démiss. en 1852.
Sain de Mannevieux, propr., ancien capitaine d'artillerie.	id.	réélu en 1850; décédé le 7 avril 1851, dans l'exercice de ses fonctions.
Durieu Fleury, conseiller à la Cour	janvier 1846,	après la réunion de l'Antiquaille; réélu en mars 1848.
Riboud Antoine, négociant .	id.	après la réunion de l'Antiquaille; réélu en 1850.
Bonnet Claude, fabricant. .	id.	après la réunion de l'Antiquaille; démiss. en janvier 1848.
Willermoz Frédéric, propr.	id.	après la réunion de l'Antiquaille; démiss. en décembre 1848.
de Silan Auguste, propriét.	id.	après la réunion de l'Antiquaille; démiss. en 1847.
Seriziat Henri, conseiller à la Cour	id.	après la réunion de l'Antiquaille; réélu en février 1849.
Joly Paul, fabricant . . .	février 1846,	réélu en mars 1851.

Noms des Administrateurs, à dater de 1830.	Entrée en exercice.	Observations.
VINCENT DE ST-BONNET Octave, avocat	février 1846,	réélu en janvier 1852; démiss. le 16 juin 1852.
FAURE Bruno, négociant . .	id.	réélu le 7 janvier 1852; président depuis 1848.
DE ST-TRIVIER Hippolyte, prop.	id.	réélu le 7 janvier 1852.
MONTERRAD fils Amédée, fabr.	février 1847,	réélu en 1851.
BRISSON aîné, fabricant . .	id.	
THOLLON Joseph, négociant.	février 1848.	
DE POMMEROL Auguste, propr.	id.	
CHARRIN Remi, négociant. .	mars 1848.	
GUINET Fabricius, négociant.	février 1849,	démiss. le 6 avril 1853.
JAQUEMET, juge 1re instance.	id.	décédé le 13 août 1850.
BROUZET Théodore, banquier.	id.	
DE MARNAS, avocat général .	avril 1850,	sorti en 1852; procureur général à Limoges.
JACQUIER Félix, avocat. . .	juin 1850.	
MICHEL César, fabricant . .	mars 1851.	
GUÉRIN Louis, banquier . .	id.	
LOMBARD DE BUFFIÈRES, propr.	id.	
PIÉGAY Pierre-Elisée, juge 1re instance	id.	
FAYARD Ennemond, propr., juge d'instruction. . . .	janvier 1852.	

Au moment du tirage de cette feuille, nous apprenons que M. Vaïsse, conseiller d'Etat, chargé de l'administration du Rhône, a pourvu, par son arrêté du 6 février 1854, au renouvellement partiel du Conseil, en nommant : MM. GAUTIER Louis, BODIN Jacques, BOUVARD Gabriel, SAINT-CLAIR DUPORT, GAULTIER DE COUTANCE, RAMBAUD, avocat, LASAUSSE, AYNARD-MAS.

CORRECTIONS.

Page 11, *ligne* 12. Hôtel de Paris. *Lisez :* Hôtel-Dieu de Paris.

Pages 29 *et suiv.* La distribution de l'eau à tous les étages et dans tous les services de l'Hôtel-Dieu de Lyon, n'a eu lieu que de 1841 à 1842.

L'éclairage général, au moyen de 150 becs de gaz, y a été établi en 1839 et a commencé en 1840 à répandre dans les cours, dans les galeries, partout enfin, une vive et utile lumière, qui facilite singulièrement le service de nuit et contribue au maintien de l'ordre.

Page 42. Les lits payants sont au nombre de cent vingt, tant pour les hommes que pour les femmes (fiévreux et blessés).

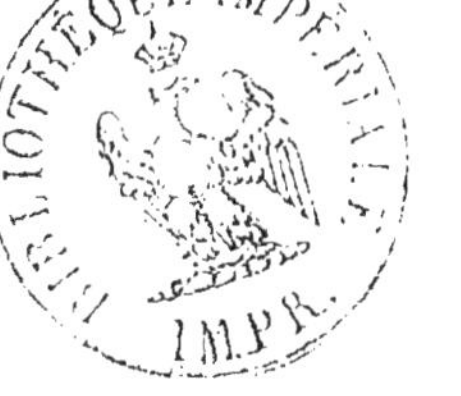

TABLE DES MATIÈRES.

PLAN DE L'HÔTEL-DIEU DE LYON.

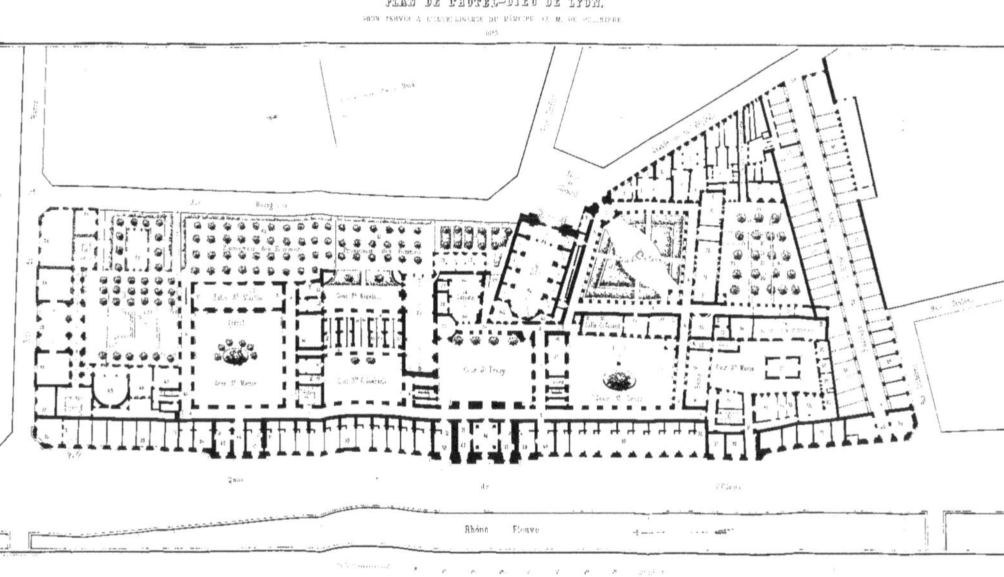

PLAN DE L'HOSPICE DE LA CHARITÉ DE LYON.

POUR SERVIR À L'INTELLIGENCE DU MÉMOIRE DE M. DE POLINIÈRE

1852

Cour St Michel

Cour d'entrée

Cour St Catherine

Cour St Honoré

Cour de l'Hôtel de Provence

Cour St Paul

Cour St Martin

Cour St Vincent

HÔPITAL

PLACE DE LA CHARITÉ

RHÔNE

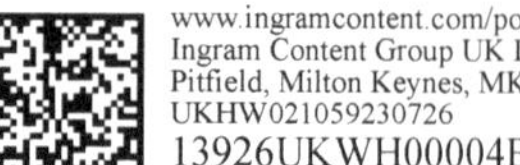
www.ingramcontent.com/pod-product-compliance
Ingram Content Group UK Ltd.
Pitfield, Milton Keynes, MK11 3LW, UK
UKHW021059230726
13926UKWH00004B/1937